慢性膀胱炎《まんせいぼうこうえん》——韓方《かんぽう》医学で治す

孫基正《ソンキジョン》

まえがき――日本での出版にあたって

元気で長生きするのが人類の望みです。

日本は世界的に長寿国家として知られています。健康に対する関心も高く、国家的にも国民の健康的な生活のためにたくさんの投資と努力を惜しまないことでも知られています。

ところが優れた医療技術を誇る日本でもいまだに完璧に解決できないことの一つが、女性の膀胱疾患即ち慢性膀胱炎、過活動膀胱、間質性膀胱炎だと思います。

筆者が開院している韓国でも大勢の女性達が慢性膀胱炎で苦しんでいるように、日本の女性達も同じように苦しんでいるのではないかと思っています。

ところで、中医学が日本に入って来て漢方と呼ばれているようですが、それが韓国に入って来て韓方《かんぽう》と言い、独自の発展を遂げています。韓国では西洋医学と韓方医学が並立しており、それぞれ西洋医学と韓方医学の医科大学があり、受験においては甲乙つけがたいほどの難易度だと言われています。その韓医科大学は専門韓医師を排出して国民の健康増進に大きく寄与しています。特に慢性疾患や難治病の治療においては大きな役割を果たしています。

私はその韓方医学を修め、膀胱疾患に対する韓方医学的治療と研究に30年あまりを費やしてまいりました。その結果、現代医学では解決できていないことに対して意義のある結果を出してきました。そしてこのような経験に基づいて、より多くの患者さんへの改善または治療方法の一つとして、本書を韓国で出版し、広範囲に患者さんと出会うことができました。そして、完治した大勢の方々からの励ましや感謝の手紙に勇気づけられて、日本でも出版することになりました。

本書の中では、難治病として知られている慢性膀胱炎、過活動（過敏性）膀胱、間質性膀胱炎などに関する疾患別特性や症状について詳しく説明しています。

長い間苦しんできた日本の患者さんたちに、韓方治療で実際に自信を取り戻した韓国の患者さんたちの治療事例と治療後記を本書に盛り込みました。

実際、難治性膀胱疾患は単純な細菌感染の問題だけではなく、膀胱及び膀胱に関わる内部器官の機能損傷と免疫低下による原因が多く、各々の患者さんに合わせた治療処方や生活の中の管理と努力によって苦痛から免れることができると考えています。（注：治療効果には個人差がありま す。）

本書が膀胱疾患で苦しんでいる患者さんに少しでも役立つことを願っています。

最後に本書が日本で出版できるまで物心両面で助けてくださった中川友里様、尹泰敏（ユンテミン）様に心より感謝致します。また、日本での出版を可能にして下さった創英社の方々にも深く感謝致します。

孫基正（ソンキジョン）

目次

推薦の言葉──1

難治病治療に対する新しい希望

読者のみなさんは人間の遺伝子が完全に解読されてロボットとAIの発展によりすべての疾病から人類は解放されるだろうと希望が持てるニュースに接していると思います。

もちろん、一部の疾患については遺伝子に合わせた抗癌剤や臓器移植などで成果を上げているのも事実です。

しかし実際には人々は環境汚染・ストレス・生活習慣の変化などによる免疫体系の低下による多様な難治性疾病のために生活の質は低下し、医学技術の発展よりも急速に変異する疾病のため、治療の困難さと薬物過多服用などの危険に直面しています。

孫博士はこのような混乱期に現代医学で治療の難しい様々な疾患に対する研究と臨床に新たな希望を与えています。

特に激しい苦痛があり、人に話しにくい、薬物や手術的管理では限界がある難治性前立腺疾患、膀胱炎などに対し、孫博士の臨床の成果は際立っています。

一部の韓方医師のマーケティングのための韓方薬治療の統計や、製薬会社の積極的な介入を介して開発された西洋薬とは異なり、伝統に基づいた薬物の配合、根拠に基づく客観的な治療効果と材料、実験の安全性は天然物新薬開発の指標となっており、患者本位の治療哲学は医師としての鏡になっています。

大学の臨床教授として大学病院長を務めた私でさえも一生のうちに大いなる医学的、学問的な発展に寄与することは難しく、改めて尊敬の念を持たざるを得ません。

現在治療が難しくて生活の質に致命的な悪影響を与える難治性膀胱炎は女性の生理解剖学的脆弱性と免疫体系の乱れにより発病率が高まっています。

対症療法的に投与される抗生物質と鎮痛剤の悪循環が与える苦痛から逃れることができる孫博士の新しい治療視点と治療経験は患者さんだけではなく、その家族の方にも新たな希望になるはずです。

安澤源（アンテクウォン）
大田大学校韓医科大学教授
前四象体質医学院長
前大田大学校天安韓方病院長

推薦の言葉―2

医典に基づく膀胱炎治療、患者さんに嬉しいニュース

膀胱炎は許浚の「東醫寶鑑《とういほうかん》」を含めた韓方文献で尿血、淋病、癃閉《りゅうへい》、尿不利、胞痺證《ほうひしょう》、虚勞《きょろう》の領域で探してみることができます。尿血は尿に血が混ざっており、淋病は尿がよく出ないだけでなく痛い上に滴り落ち、常に尿意があります。癃閉は尿がよく出なく滴り落ちたり、あるいは全く尿が出なくて下腹部が膨れ上がる症状です。尿不利は尿が出にくく、排尿しても爽快ではない症状です。胞痺證は下腹部が膨れ上がって痛くて触れず、尿がよく出ず、澄んだ鼻水を流すような感じです。虚勞は精気と気血が虚弱な症状です。このように排尿時にちりちりとした痛みや、度々尿意をもよおしたり、気分が爽やかではなかったり、たまには血が混ざって出る症状は大体腎臓や膀胱、肺がうまく機能していないからだと思われます。

また、女性が年配（中年）になる頃、膀胱炎の苦しみはだんだんと激しくなりますが、生理解剖学的に膀胱炎にかかる確率が高いとか、出産や育児、家事労働で徐々に免疫体系が弱くなっているためだと考えられます。

女性の膀胱炎は男性の前立腺炎と同様に簡単には治癒せず、再発の高い疾患として知られています。

韓医学博士の孫基正院長（一中韓医院）は『慢性前立腺炎　完治できる』（韓国・テウング出版社、２００６年、未邦訳）の中で前立腺炎の治療事例を詳しく説明しました。続いてその続編に当たる『難治性膀胱炎　韓方で完治』（同・テウング出版社、２０１８年）において、排尿問題で日常生活の質が大きく落ちた方々に嬉しい情報を掲載しています。

既に積み上げられた臨床結果に基づき、孫院長は２００３年東医生理病理学会で「慢性前立腺炎に対する加味敗醤地黄湯（一中飲）の臨床的効果」という論文を発表し、韓医学界はもちろんメディアの関心を集め、さらに膀胱炎にまで治療領域を拡張させました。孫院長は「東醫寶鑑」などの文献、即ち「医典」に基づく適切な薬剤を精巧に配合して、独自に開発した縮尿湯を投薬することで、大きな成果を上げています。

その成果がこの度出版されたことで膀胱炎で苦しんでいる方々、韓方医学界、あるいは泌尿器科の領域の専門家にも臨床参考の資料として広く参考になると思います。『難治性膀胱炎　韓方で完治』は孫院長が数多くの患者に会って、常に患者目線で耳を傾け、苦痛に共感しながら治療した事例と治療後記を集めた点からその価値はさらに高いと思います。彼の治療は、抗生剤治療を含めた西洋医学の治療とか対症療法とは確然とした違いがあります。胃、腎、脾などの臓器がうまく機能しているか、あるいは身体全体で働いている免疫体系は完全であるかを総合的に判断して、臨床において適切に治療している点からも高く評価できます。

韓方治療は治療効果が早くは現れませんが、だからといって短期間にのみ効果があるものだけがよいわけではありません。孫院長が長い間行ってきた研究から導き出された縮尿湯などを根気よく服用し、薫蒸療法など補助治療を並行すると驚くべき変化を期待できるでしょう。

朴陽春（パクヤンチュン）
大田大学校韓医科大学教授
前大田大学校大田韓方病院長
現在大田大学校屯山韓方病院臨床試験センター長

出版するにあたって

面壁九年という故事成語のように、その過程が難しく苦しくても一つのことに忍耐強く邁進すれば成しえないことはないだろうと思っています。私が高い治癒率で多くの慢性膀胱炎、間質性膀胱炎、過活動膀胱炎の患者を治してきたのは、このような面壁九年の心で膀胱炎を征服しようとした長い間の汗と努力の賜物です。

そして、このような心がぶれないように支えてくれたのは、治療後に感謝の気持ちを伝えてくれる患者一人一人の笑顔と心のこもった言葉でした。このような支えもあり、膀胱炎と前立腺炎などの慢性疾患を治療してきて早二十余年が経ちました。

1992年、忠清北道の永同で小さな韓方医院を開業しました。その当時、15年間も前立腺炎で苦しんでいた知人を韓方で治したいと思い始めた研究が、私のその後の人生を決めるとは思ってもみませんでした。

慢性前立腺炎、慢性膀胱炎で苦しんでいる多くの患者に会って、彼らの悩みを一緒に考えることで、難治病として知られている慢性泌尿器疾患を伝統的な韓方治療で改善できることが確認できました。そして、この慢性疾患のほぼ大部分を韓方治療で治癒させることができることを多くの事例と論文により立証しながら、迷える砂漠でやっとオアシスを探し当てたような大きな喜びを感じました。

もちろん、初めから治療がうまくいったわけではありません。たまに満足な治療結果が出ずにがっかりしたこともあります。その度に私を奮い立たせてくれたのは「病があるなら治せる薬もある」という強い思いでした。その強い思いを持って研究した結果、高い治癒率が立証でき、さらに論文も書くことができました。こうして治療に対する確信を持ち、多くの患者を救いたいと思いソウルに来て、地理もよくわからないまま江南区に根を下ろしました。

その後長い間患者一人一人に向き合い治療を行うことで、多くの成功事例を積むことができています。一方、未だ膀胱炎や過活動膀胱の治療に対する不信感から日常生活の質を著しく低下させたまま、つらいストレスで自暴自棄になっている人がたくさんいることもわかってきました。こういった人達に治せる疾患であることを伝えたいために、今回この出版を決意しました。

膀胱炎というと抗生剤等で簡単に治療できると思われがちですが、決して簡単なことではありません。主な症状は排尿痛と頻尿ですが、再発しやすい慢性膀胱炎、頻繁に尿意をもよおす過活動膀胱や排尿時にナイフで刺されるような激痛を伴う間質性膀胱炎などの症状において、毎日死にたいと思うほどの苦痛を訴えている人さえいます。それほど治療が容易でないため、肉体的、精神的に大変な苦痛があるのが膀胱炎です。

幸いに前立腺炎を治療しながら溜めたデータと治療方法が、膀胱炎や過活動膀胱の治療に大いに役立ちました。慢性前立腺炎と同様に慢性膀胱炎も単に細菌感染だけの問題ではなく、膀胱やこれに関連した腎臓・脾臓・胃腸等の内部器官の機能損傷や免疫力の低下に原因が多いため、この点を中心に治療を行い、患者各人の体質・体調に合った処方を行うことに重点を置いて韓方治療法を完成させました。

最も大変だったのは、治療過程において患者が途中放棄したり、自己管理に失敗して症状を悪化させてしまうことでした。特に患者と医師との信頼関係が病を治すためには何より大事です。難治病であればあるほど身体機能と免疫力の回復には一定の時間を必要とします。その時間が待てずに懐疑心から信頼関係が崩れることがありました。

一方、一日40回くらいの尿意で日々激痛と闘う患者に韓方治療を理解させながら、1ヶ月また1ヶ月と治療を進めていき、やっと治った時、長期間の激痛から解放されて通常の生活に戻れた患者を見るにつけ、難治性膀胱疾患を治療する大変な喜びと生きがいを感じます。前著『慢性前立腺炎　完治できる』（韓国・テウング出版社、2006年刊行、未邦訳）についても韓国だけでなく他の国々の前立腺炎患者に少しでも役に立てばうれしいと思っています。

膀胱炎を切り抜けるための条件は患者と医師の信頼関係と、患者自身の治すという思いと治るという自信が必要です。この本でその信頼と自信を持っていただければ大変うれしく思います。

孫基正（ソンキジョン）

Part 1

膀胱炎の理解

1.1 膀胱炎とは

膀胱炎《ぼうこうえん》は膀胱に炎症が起きて様々な症状が現れる病気です。

膀胱は尿を溜めて排出を促す袋のような筋肉器官で上部は腎臓から降りて来る尿管とつながり、下部は尿を排出するための通路である尿道とつながっています。そのため、膀胱に炎症が起こると頻尿、残尿感、排尿痛など排尿に関する様々な症状が起きるのです。

それでは、膀胱に炎症が起こるのはどうしてでしょうか。

炎症は生体組織が損傷を被った時に体内で生じる防御反応の結果で、細菌の侵入や物理的な衝撃、刺激物質、自己免疫機能などによって膀胱組織に損傷が生じると炎症が生じます。つまり、炎症反応とは損傷した組織を回復させる過程と関連があり、体に損傷を与えた原因である菌や毒素などの原因物質を無力化して損傷を被って壊死させた細胞などを除去する過程なのです。したがって、炎症が起きたというのは体に損傷が起こったことを意味します。膀胱炎により排尿に関して悪い症状が現れる理由も膀胱に損傷が発生しているからなのです。

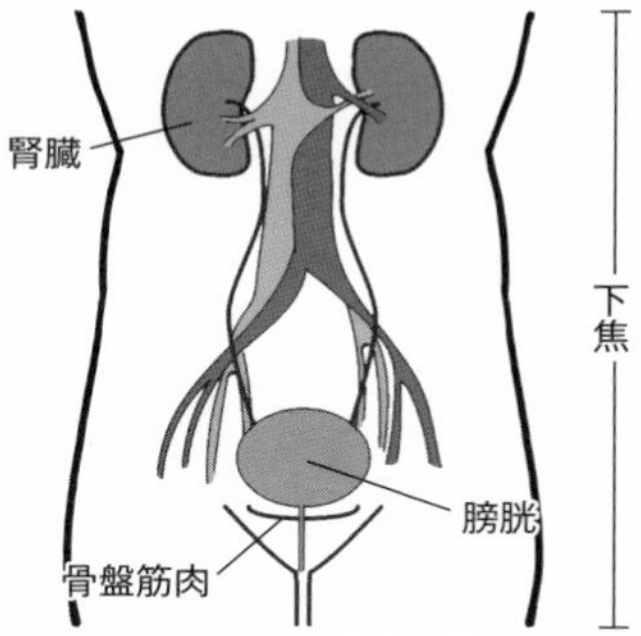

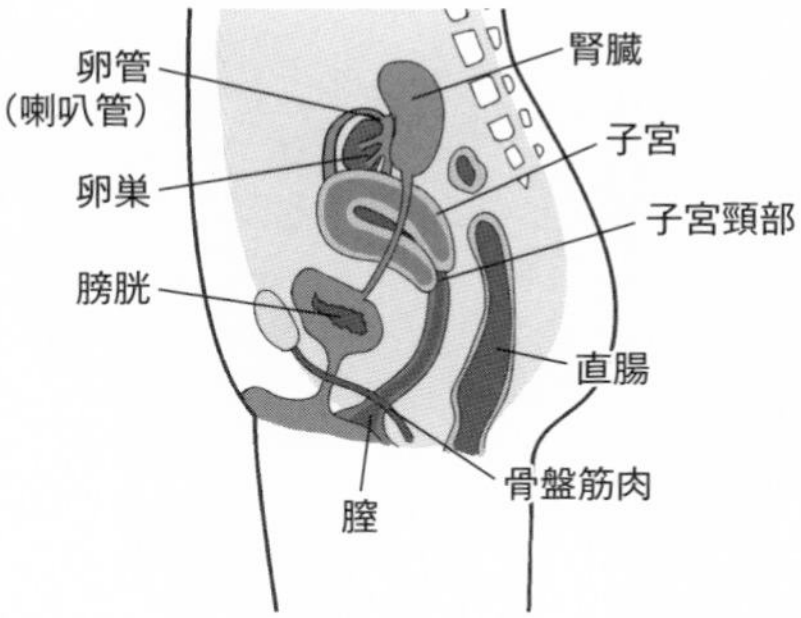

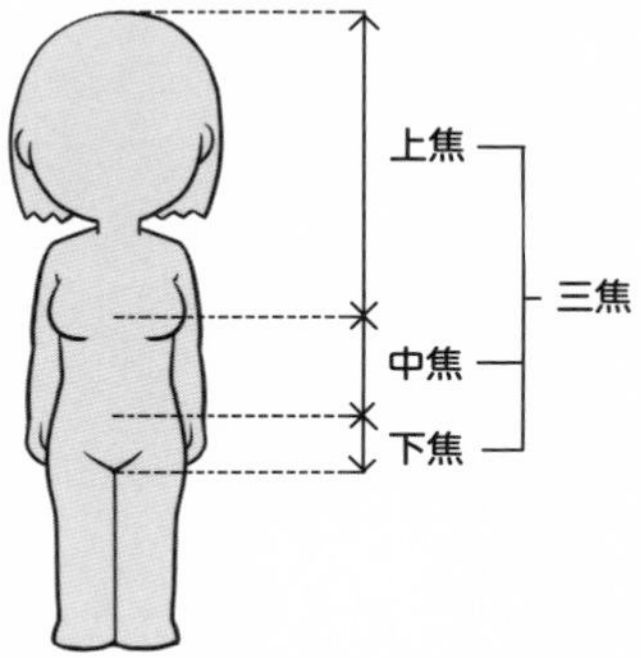

上焦：口から胃の入口まで。
心・肺を含む。

中焦：胃の入口からヘソまで。
胃、脾、小腸の一部を含む。

下焦：ヘソから下、陰部まで。
肝、腎、小腸の一部、大腸、膀胱を含む。

三焦：上焦・中焦・下焦に分けられる。
飲食物の消化吸収を行って、気や津液を全身に運ぶ。

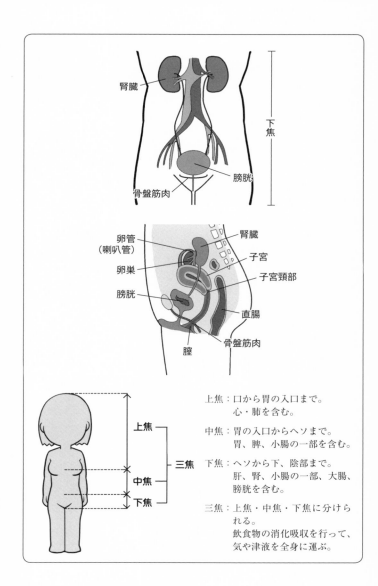

膀胱炎の場合、ほぼ細菌の感染による炎症なので、一時的にこのような細菌を滅菌することに重点を置くことになりますが、体の免疫力が弱かったり、治癒力や回復力が不足している場合は炎症が繰り返し起こったり、症状が長引いたりします。このような場合、細菌の除去よりむしろ免疫力と体の機能を回復させることが非常に重要です。さらに、慢性膀胱炎のように膀胱の損傷を繰り返す場合には、損傷した部分が繊維化した組織に変化している場合があるので特に注意する必要があります。

1.2 膀胱炎が女性に多いワケ

炎症を起こす原因は細菌感染の他に物理的な衝撃、刺激物質など色々ありますが、膀胱炎の患者は男性に比べて、女性の方が圧倒的に多いのはなぜでしょうか。その理由は解剖学的に女性の尿道の長さが男性に比べて短くて細菌が簡単に侵入できてしまうからです。

男性の尿道の長さは約20センチで排出口まで2か所のカーブがありますが、女性の尿道は長さは約2センチしかなく排出口まで直線構造になっています。このように尿道の長さが短くて直線構造という短所に加え、何より女性の尿道と膣は薄い膜で分かれていて、肛門と近接しており排便時に細菌に感染しやすい構造であることも原因なのです。

韓国の国民健康保険公団が2010年から2015年まで膀胱炎で病院の治療を受けた患者を分析した

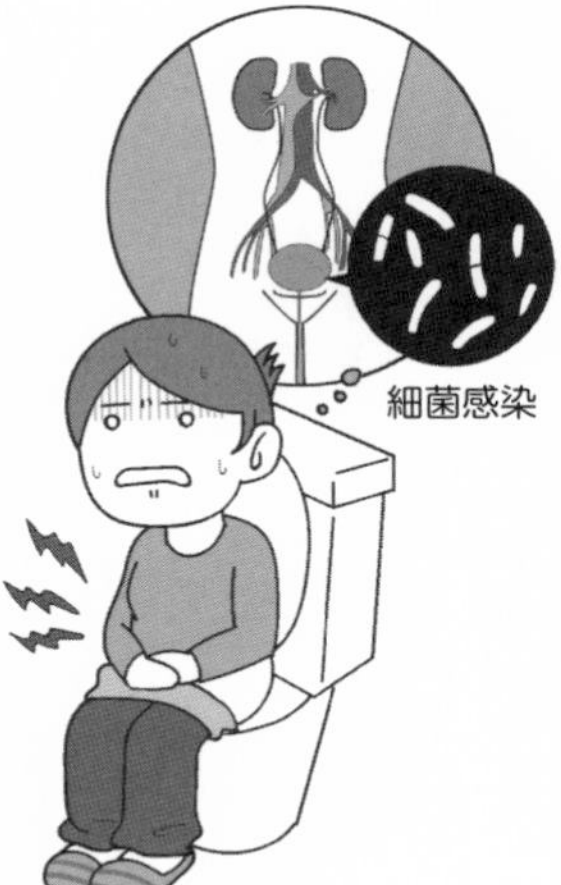

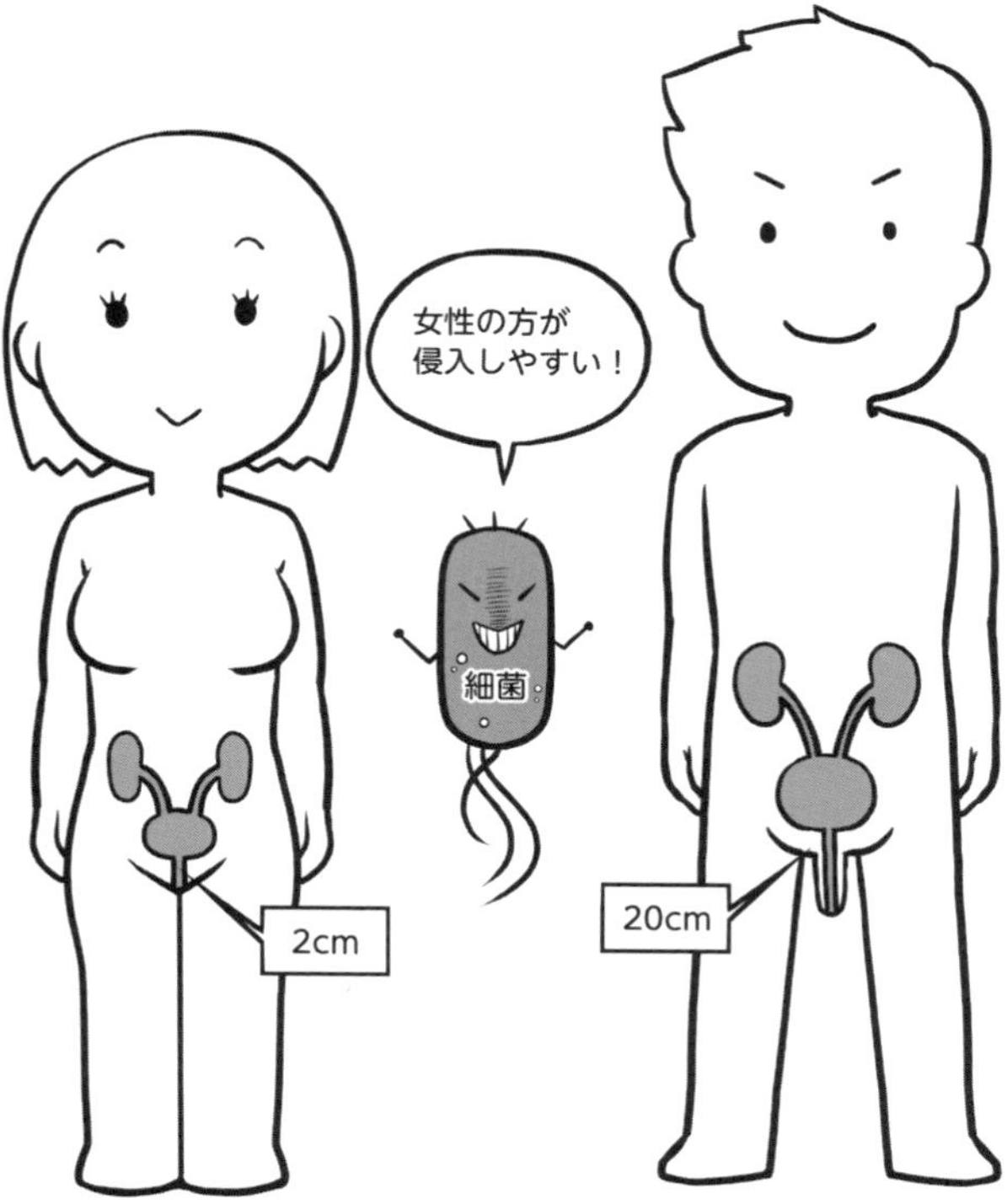

女性の尿道は男性と比べて長さが短い

資料によると、膀胱炎患者は毎年増加傾向にあり、5年間で約17万人増加（11・6%）しています。

この中で男性は2010年9万1千人から2015年9万4千人と5年間で3千人増加（3・3%）していますが、女性は2010年133万9千人から2015年150万2千人と5年間で16万3千人も増加（12・2%）しています。

健康保険審査評価院の2016年統計資料においては、膀胱炎患者165万16人中、男性は9万8173人、女性は155万1843人と全体の94%を占めています。女性が男性に比べて約15・8倍ですが、年齢別でみると20代以上60代未満の膀胱炎患者113万8743人のうち男性は4万4922人、それに比べて女性は109万3821人でなんと24倍も多いのです。

〈参考〉2015年における年代別・性別による膀胱炎患者の状況　（単位：千人）

区分	計	9歳以下	10歳代	20歳代	30歳代	40歳代	50歳代	60歳代	70歳代	80歳以上
計	1,597	40	38	193	242	321	348	215	144	56
（比率%）	100	2.5	2.4	12.1	15.1	20.1	21.8	13.5	9.0	3.5
男性	94	15	7	8	10	12	13	12	11	5
（比率%）	100	16.1	7.3	8.0	11.0	12.9	14.3	12.8	12.2	5.5
女性	1,502	24	31	185	231	309	334	203	133	51
（比率%）	100	1.6	2.1	12.3	15.4	20.6	22.2	13.5	8.8	3.4

＊四捨五入して簡便表記しているため、計算上誤差が生じています。

1.3 膀胱炎の症状

五臓六腑の一つである膀胱は尿を溜めて排出する役割を担っていて、膀胱炎になると排尿に関わるいろいろな不便や痛みが生じてきます。急性膀胱炎や慢性膀胱炎などの膀胱炎に共通してみられる主な症状には次のようなものがあります。

・排尿時に、びりびりとした痛みがある（排尿痛）
・一日に8回以上の排尿がある（頻尿）
・尿意を我慢できない
・排尿後もすっきりせず、下腹部がずっしりとしてさっぱりしていない（残尿感）
・睡眠中尿意をもよおして起きる（夜間尿）
・腰や下腹部、骨盤に痛みを感じたり、性交痛を伴うことがある（痛み）
・血尿や混濁尿が現れる

Part 2

膀胱炎の種類とその関連疾患

2.1 膀胱炎の区分が重要なワケ

膀胱炎は大きく分けて、急性膀胱炎、慢性膀胱炎、間質性膀胱炎に区分されますが、膀胱炎の種類によって治療法も異なるので、これらを正確に理解しなければなりません。

もし慢性膀胱炎や間質性膀胱炎にもかかわらず、抗生剤治療のみに頼ると、治療の効果も期待しにくく、抗生剤に対する耐性がつくだけでなく副作用の危険性もあります。

膀胱炎患者を治療しながら感じたことのひとつは、膀胱炎を何度も再発し、症状が好転しないにもかかわらず長い間抗生剤のみに頼るケースが多かったということです。

数年から10年以上も苦痛に耐えてきた患者が私の韓方治療を受診後、なぜもっと早くに治療を受けなかったのだろうと悔やむ人達を見るにつけ本当に気の毒に思うのです。

2.2 急性膀胱炎と慢性膀胱炎

急性膀胱炎は、結婚初期の女性に多く発症することでハネムーン膀胱炎または新婚膀胱炎とも言われています。名称からもわかるように膀胱に急性の炎症が起こる疾患で、主に細菌の感染によって発症するので抗生剤による治療でよいのです。ただ、免疫力の低下から細菌感染による慢性炎症に進行しないよう注意する必要があります。

慢性膀胱炎は1年に3回以上膀胱炎が発症する場合を言い、抗生剤の治療ではよくなりません。抗生剤を長期服用すると抗生剤に対する耐性ができて治療がさらに難しくなることもあります。過労により容易に再発し、また治療しても効果が芳しくなく、時間が経てば経つほど患者の苦痛は増していきます。ひどい場合は普段症状がなくて

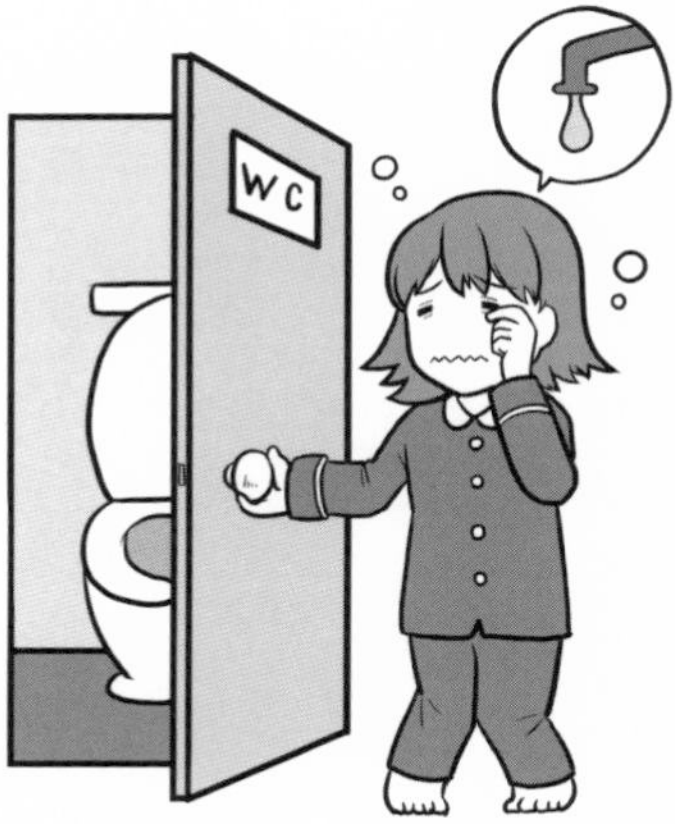

寝ている途中で起きちゃう

もまた膀胱炎が再発するかもしれないという不安と恐れから鬱《うつ》病にかかる人も多いようです。このように慢性膀胱炎はよくならないケースが多いのですが、韓方治療では効果がみられる疾患です。

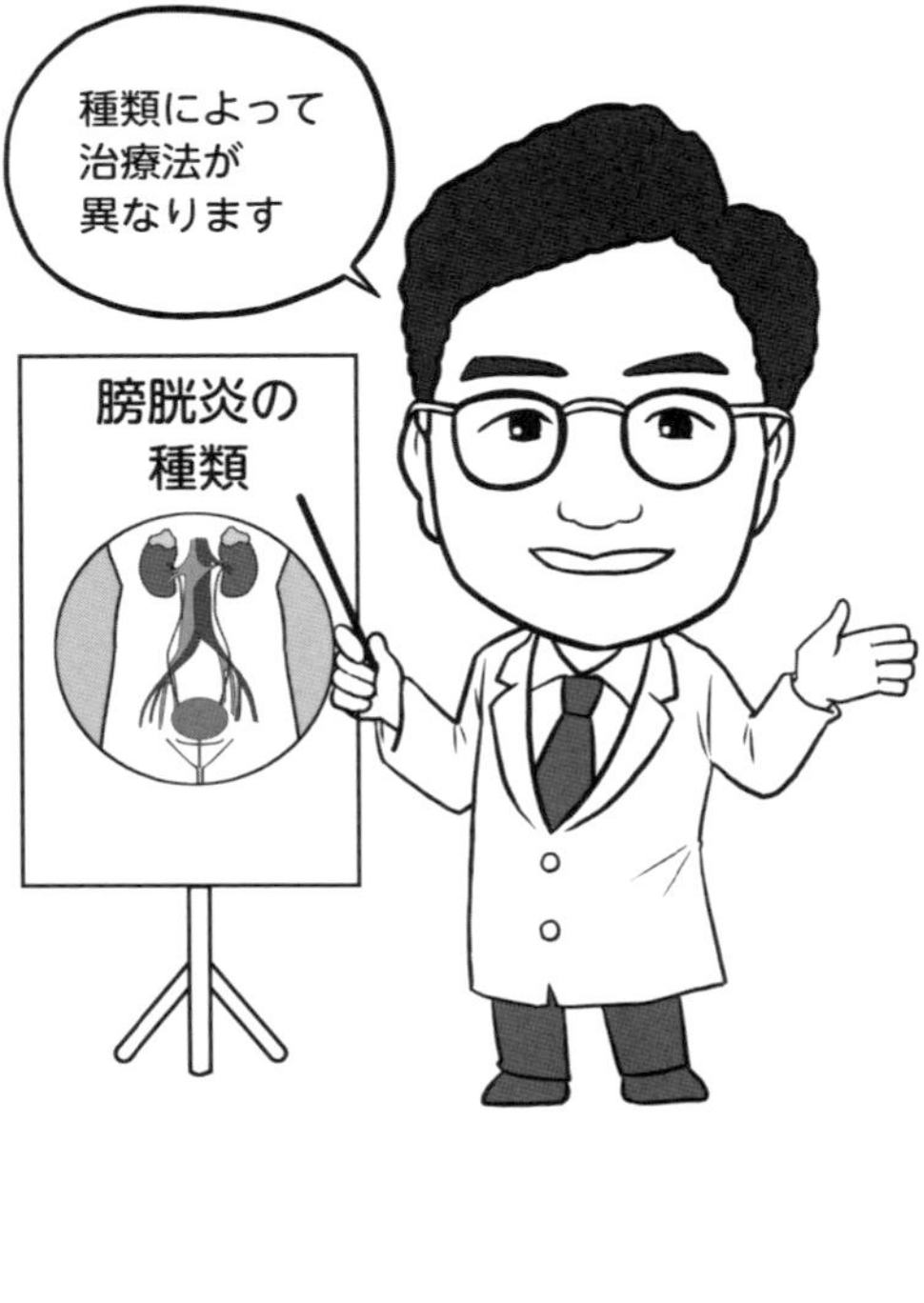
種類によって
治療法が
異なります
膀胱炎の
種類

2.3 間質性膀胱炎

間質性膀胱炎は原因不明の慢性非特異性膀胱炎で膀胱壁の深層の繊維化により膀胱の容積が減少するというのが特徴で、他の膀胱炎より痛みが強い傾向があります。主要症状としては頻尿、急迫尿、下腹部痛といった症状があり、尿意を感じたら下腹部に痛みが生じ、排尿を我慢するとさらに痛みが強くなります。間質性膀胱炎の患者の90％は女性で、健康保険審査評価院の資料によると発症年齢は平均40歳と報告されており、発病率が10万人あたり20～30人ほどですが、実際にはもっと多くの患者が苦しんでいる疾患です。

鬱《うつ》病治療より間質性膀胱炎の治療が優先であると言われるほど、患者の身体的、精神的苦痛は大きく、抗コリン剤、抗ヒスタミン剤などの薬剤処方をしても治療効果が微々たるもののため代表的な難治性疾患として知られています。最近は膀胱水圧拡張術、ボトックス注射、レーザー照射などの治療方法がありますが、これもまたある程度時間が経つと症状をぶり返し、好転しないことが多い疾患です。私の韓方医院、一中韓医院では間質性膀胱炎の患者には縮尿湯を処方し治療していますが、これは治療効果がよく現れています。

私が2012年大韓韓方内科学会誌に発表した論文「間質性膀胱炎患者25例に対する臨床的考察」において、論文研究対象になった25人の患者全員が治療後、症状が好転し、このうち36%は日常生活に不便がないほどまでに改善しました。研究対象者はすべて女性であって、平均年齢は約53・3歳、間質性膀胱炎で苦労した期間は平均5年9ヶ月でした。

2.4 過活動膀胱

過活動膀胱は膀胱の機能が過剰に敏感になり急に尿意をもよおしたり、たびたび排尿する症状がありますが、このような症状を起こす炎症や細菌感染、他の基底疾患がみられないときに付けられる病名です。したがって過活動膀胱は過活動膀胱症候群とも言われており、過活動膀胱炎と表現するのは厳密に言うと間違った表現だと言えます。そのため、これより「過活動膀胱炎」を「過活動膀胱」と言うことにします。

現代医学で「症候群」と言う場合は、原因はわからないが特徴的な症状が似ている患者が頻繁に現れるときに用いる用語です。したがって、病院では根本的に原因を解決する治療というよりは、起こっている症状に対して臨時的な治療をする対症療法に重点を置くことになります。

過活動膀胱は一般の膀胱炎とは違って排尿痛及び膀胱の痛みは伴わないが、頻繁な排尿にかられて日常生活に大きな不便をもたらします。主に中年層以上で多くみられますが、ストレスの多い20代、30代でも多く発症しています。頻繁な尿意による不便さから社会生活を避けたり、不安感や自信の低下などにより鬱《うつ》病症状を示すことも多くみられます。最近の研究によると過活動膀胱患者は通常の人に比べて鬱《うつ》病の発症頻度が3倍とも言われています。

したがって、積極的な治療で膀胱の弾力性を回復させ、排尿量を増やして、頻尿、夜間尿、急迫尿の症状を軽減し正常な日常生活を送れるようにし、ひいては不安症及び鬱《うつ》病も解消して健康な生活を取り戻さなければなりません。私の韓方医院では、治療を受けて結果につながる膀胱疾患の一つが過活動膀胱です。

2.5 尿失禁と夜尿症

尿失禁とは本人の意思に関係なく尿が流れ出る症状で、韓国の女性の40％が尿失禁を経験していると言われています。おおかた老化による自然の現象と思われていて、また恥ずかしさから周囲の人に話せないため、治療を受けようともしない人が多いようです。

尿失禁は日常生活と社会活動において障害になり、さらに自尊心を大きく損なうことから非常に深刻な疾患のため、治療が必要です。

夜尿症もその症状の一つで、泌尿器検査の結果では特別な異常はないものの、日中の排尿には問題はないが、5歳以上の年齢でありながら睡眠中に布団に尿を漏らす症状を言います。過去夜尿症に対する明確な基準がなかった時代には、特別な治療を受けなくても時間の経過に伴い自然に治癒する疾患と思われていましたが、夜尿症が幼少時、人格形成時期等の精神的あるいは身体的な面と深く関連していることがわかってからは治療への関心が高まってきています。

深刻な場合は大学生になっても夜尿症で苦しんでいるケースもあり、積極的な治療が必要です。

2.6 医院を訪れる膀胱炎患者の7つの類型

私の韓方医院を受診する膀胱炎やその他の膀胱疾患患者の大部分は、長い間病院で治療を受けたにもかかわらずその効果が得られなかったために来院しています。抗生剤、抗コリン剤、抗ヒスタミン剤などの薬を飲んでもおもわしくなかったり、やっと好転してもまた繰り返す残尿感、下腹部痛、排尿痛、夜間尿、頻尿などの症状で長期間苦しんできた人達です。この人達の共通点はこの疾患が本当によくなるのかという心配とともに、韓方治療で果たしてこの難治性疾患が治るのかと疑っている人がほとんどです。

韓方治療の目標は直ちにまたは一時的に症状を改善させることではなくて、慢性膀胱炎などの慢性疾患が再発しないように膀胱とそれに関連する機能を正常な状態に回復させることです。韓方治療の直接的な効果が現れるには1~3ヶ月ほどの粘り強い治療が必要で、患者も迷いや疑いを捨てて信頼することがとても大事です。このような信頼関係を築くには様々な治療事例が参考になるのではないでしょうか。数ヶ月から長くは10年以上も苦しんできた多くの患者が改善した事例は何より大きな希望を与えるでしょう。

私の韓方医院の韓方治療によって多くの人が再発なく治るということを広く知ってほしいと思うのは、長い苦痛から解放されて欲しいからです。これから先は治療を理解してもらうために実際に診療した治療事例に基づいて膀胱炎に関する疾患の症例を詳しく見てみましょう。

疲れたら再発する（鬱《うつ》病も併発）慢性膀胱炎

「慢性疾患」とは辞書によると「病気が長く続く」または「容易に治らない状態」とあります。慢性疾患の代表的な特徴は、薬を飲んだら治ったかのように悪かった症状が良くなるが、しばらくすると症状をぶり返し病院に行くという悪習慣を繰り返すというものです。

一般的に膀胱炎は主に細菌の感染によって発症し、抗生剤を1～3日程服用すると治癒します。ただし、抗生剤を反復服用した場合、細菌の耐性を伸長するという逆効果をもたらし、悪くすると異なる種類の菌が二重に感染を起こし、かえって治療を難しくするケースがあります。一番の難題は、1年に3回以上膀胱炎が再発する慢性膀胱炎では、抗生剤で治療してもよくならず免疫力が落ちて再発するというケースが多いことです。

1年に3回以上膀胱炎を繰り返したり、頻繁な再発によりストレスが溜まっている場合は、抗生剤を毎回服用するよりは再発を防ぐために原因を見つけて根本的かつ積極的な治療により疾患を解決する必要があります。

32歳の患者は診療室に入って来たとき顔が青白く、とても疲れているように見えました。3年前から膀胱炎を繰り返し、再発までの期間がどんどん短くなっていったと言います。ソウルの大学を卒業し、だれもが羨む屈指のデザイン会社に入社、仕事で成果をあげて会社からも認められ昇進し、高い年俸であったようです。しかし、残業やデザインの締め切りなどで無理をしたり、ストレスが溜まって膀胱炎を繰り返すようになり、会社勤めが難しくなり退職し、1年前からは美術学園講師とフリーランサーとして働いているようです。膀胱炎で初めて病院に行ったときにはこんなに長く苦しむことになるとは想像もしなかったと言います。抗生剤を服用したら簡単に症状が好転したので安心したが、そのうち薬の服用期間が長くなり、少し治ったと思ったらまた再発し、3年もの間苦しんだそうです。月に1～2回発症するようになると生活全体が揺さぶられ不安になり、死にたくなるほど苦しくなり、膀胱炎でなかったらこんなうれしいことはないという言葉からも、その時の苦しみが感じられました。

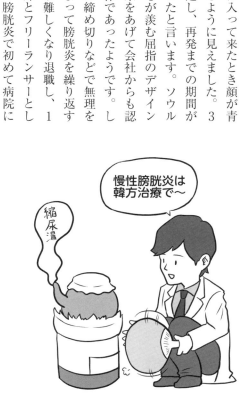

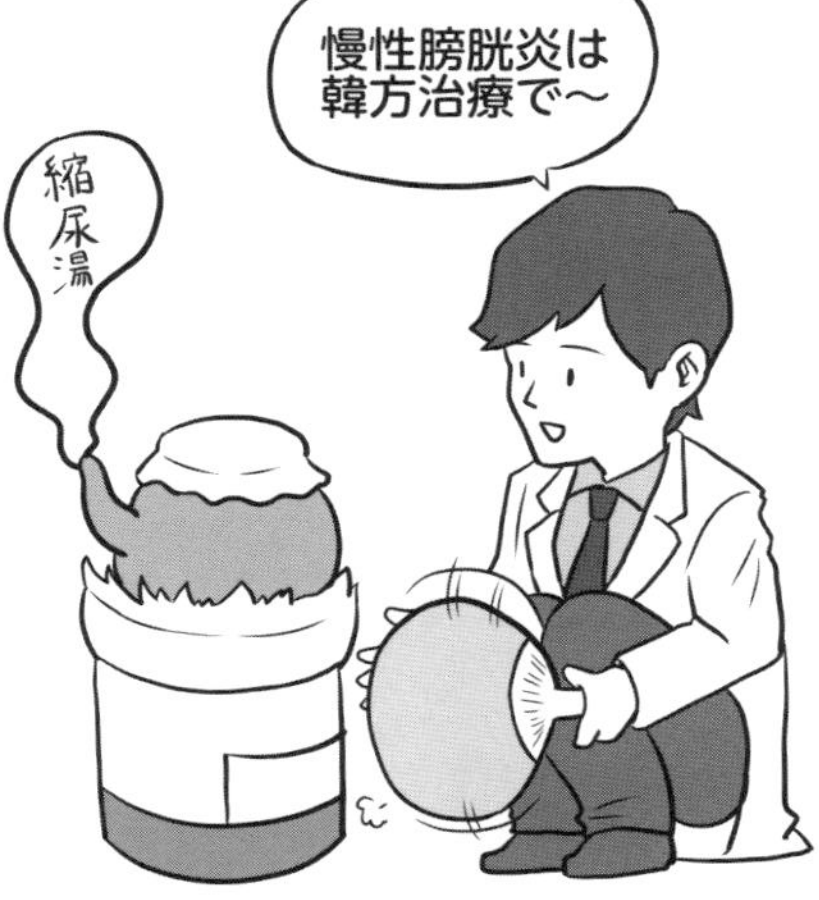

私の韓方医院を訪ねてくる人は、このように何年も苦しみ、長くなると10年以上もの間膀胱炎が再発する度に薬を服用してきた慢性患者がほとんどです。初めて来院した人は「かなり長期間苦しんできた症状が韓方薬で治るのでしょうか」と半信半疑ですが、1週間、1ヶ月経つにつれて体が軽く元気になり、身体的に無理をしても膀胱炎が再発しなくなると韓方治療に対する見方も変わってくるのがわかります。このとき患者の誰もが口にする言葉があります。「偏見を捨てて、少しでも早く韓方治療を受ければよかった。今まで苦しんできた時間が残念で悔やまれる」というものです。

性交渉で発症するハネムーン膀胱炎

2001年のこと、愉快な口才で青少年向けに性教育をする性教育講師のクソンエ氏はTVだけではなく活発な講演で当時注目を浴びていました。当時の韓国社会は性に関心はあるものの何か空論化して話しにくく、公には話せないと考えられていた領域に対して、クソンエ氏は率直に打ち明けて話すという教育方針を取っていました。

現在はどうでしょうか。TVだけではなくSNSやケーブル放送を通じて、特に若い20~30代が性に関する率直な不安や心配についてより具体的に討論したり、性に関する動画はスマートフォン等でどこでも簡単に見られるほど共有が容易になり、開放化されました。

このような流れは、韓国の中学生・高校生を対象にして青少年の健康の状態を把握するために政府が2005年から毎年実施している青少年健康状態オンライン調査によっても確認できます。この調査によると青少年全体で性関係経験率は5・3%で、男子学生（7・4%）が女子学生（3・1%）より高く、また性経験のある青少年が性関係を始めた平均年齢は13歳という調査結果がでています。このことから性交による避妊方法や、性病など多くの注目を集め論じられましたが、今のところ性交後、膀胱炎にかかりやすいという事実は確認されていません。膀胱炎により頻尿、残尿感、排尿痛などによる痛みや症状を繰り返して、どのように治療

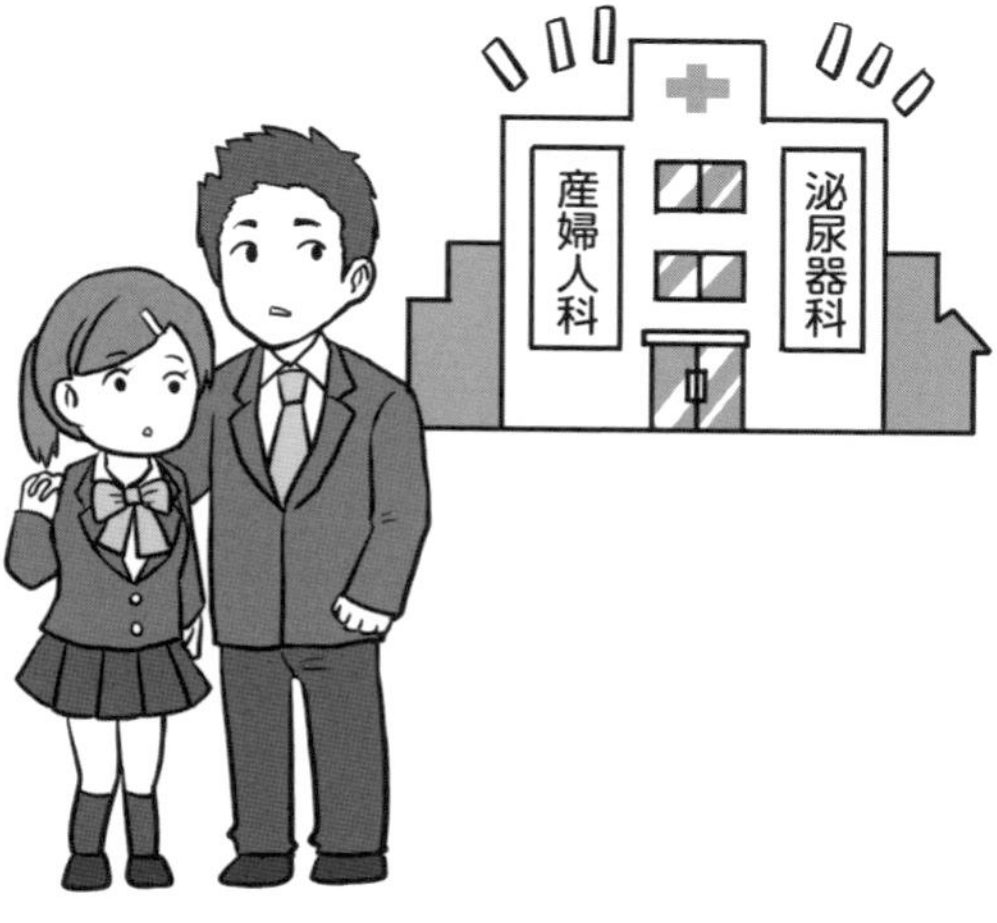

を受けることができるのかがわからなくて時間を浪費しているケースが多いことでしょう。

先に述べましたように、女性は尿道が男性より短く、肛門と尿道の開口部の距離が短いため尿路に細菌が侵入する危険性が高いので、肛門で主に繁殖している大腸菌による感染が非常に多く、特に性交時に尿道が刺激されることにより細菌が膀胱に侵入する危険性が高いため尿路感染をよく発症してしまいます。次のようなケースが多いことからハネムーン膀胱炎または新婚膀胱炎という名前で呼ばれています。

「ボーイフレンドと性関係を持ってから、しばしば尿意があり、排尿時に尿道がぴりぴりと痛んだり、下腹部や腰も痛くなります。インターネットで調べるとハネムーン膀胱炎症状と似ているようです。生理のときの血とは違う異質物も若干出ます。このような症状の場合は泌尿器科と婦人科のどちらへ行けばいいですか？　自己治療の方法はないですか？　両親に知られずに病院へ行くのが難しいので心配です。」

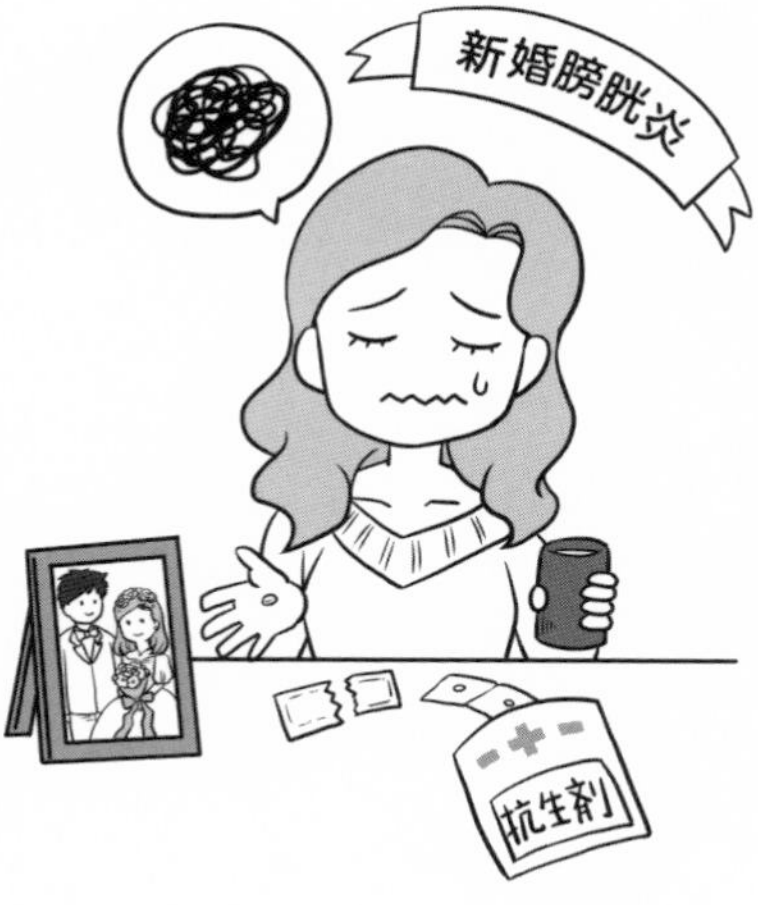

これは青少年からインターネットでしばしば問い合わせがある質問の一つです。一般的に性交による膀胱炎の発症率が高いのは事実ですが、必ずしも性交が原因で膀胱炎を発症するわけではありません。親に話しにくい青少年の場合、病院に行くことを先延ばしにし、適切な治療を受けずに細菌性の腎盂腎炎へと進行し救急で運ばれることもしばしばあります。青少年で性交後に膀胱炎をしばしば再発させるような場合は慢性化する傾向があるため積極的な治療が必要です。

顔が青白く背が高い30代半ばの女性患者は初診のとき、生気がまったく感じられませんでした。大学では観光経営学を専攻し、旅行会社に入社、結婚後も仕事を続けていました。しかし、新婚旅行の帰りの飛行機の中で排尿時にびりびりした痛みを感じ、頻尿、残尿、血尿などの症状が現れ、帰国後、すぐに病院に行ったところ、膀胱炎を発症していることがわかりました。その後、性交の度に膀胱炎の症状があり、その度に病院に行って薬を処方してもらっていましたが、2~3週間経つと注意をしていても膀胱炎を再発し、繰り返していました。これではもうだめだと思い、私のところに来たそうです。

私のところにやって来たときはすでに仕事と育児のことでストレスが溜まり、夜3~4時間しか寝られない状況で、5年あまり膀胱炎の再発を繰り返していました。ご主人との性交も避けてはいましたが、性交をしなくても、疲れから風邪気味になり、尿意もあり、下腹部の痛みも強い状態でした。また膀胱炎の再発を防ごうと多くの健康補助食品を服用していました。朝夕は梨のジュースや桔梗の汁など免疫力を高める食物を中心に摂取していたようです。しかし、膀胱炎の痛みは抗生剤に頼るしかなく、2~3週間で好転したかと思うとまた再発するという悪循環から西洋薬に対する限界を感じて、他の方法を探して韓方医院に来たのでした。

この方は急性膀胱炎が慢性膀胱炎に進行した例です。性交後に膀胱炎の再発を繰り返す場合は慢性を疑うべきでしたが、抗生剤だけに頼って長期間苦しんだケースです。膀胱炎により性交を長いこと避けていましたが、韓方治療でよい治療効果が現れ、夫婦関係まで良好になったそうです。

一日中排尿問題で苦しむ過活動膀胱疾患

人は一日に何度もトイレに行き排尿をしなければならないことから、人の周りにはトイレが存在します。特別な理由で長時間排尿ができない状況でないなら、どこにでもトイレはあるし、ある程度尿意は我慢することができます。しかし、過活動膀胱は普段問題のなかった排尿の問題を大きくしてしまう疾患です。バス、地下鉄などの交通機関を利用したり、映画を観に行ったり、重要な試験や会社の会議など、以前は意識すらしなかったことがとても苦痛に感じられます。頻繁な尿意や、急に尿意を感じる過活動膀胱はこのように生活のあちこちで困難や不安を感じさせ、正常な生活を妨げ、生活の質（ＱＯＬ）を落とします。

なぜ過活動膀胱疾患が我々に大きな困難をもたらす疾患になったのでしょうか。何より西洋薬では思ったほどの効果が得られないからです。症状だけを治療する西洋薬では再発を防止しにくく、西洋薬を続けて服用した場合、長期服用による副作用などの悪循環が起きます。ところが、この過活動膀胱を治す方法が存在するのです。

一中韓医院の韓方治療による治療結果が非常に高いものの一つが過活動膀胱です。再発を防止し元気な生活を送りたいが、どこでどういう治療を受けていいのかわからず、疲れてだるいといった悪化した生活から抜け出せない様子を見るにつけ非常に気の毒に思うのです。


52歳の富川《プチョン》市の男性患者は診療室に入って来たとき、唇が荒れて肌は粗く、顔色も非常によくない状態でした。これまで尿意を我慢できず、しばしばトイレに行っても尿の量が少ないため、頻繁に排尿したくなることから鬱《うつ》病も併発していました。その間泌尿器科や大学病院などに行っていろいろな検査をしたり治療薬も長期服用してきたが治らないため、すがる思いで私のところにやって来たのでした。40代半ばまでは毎週登山をしたり、運動をしてきたので健康には自信を持っていました。ところが4年前から頻繁な尿意と、残尿感に悩まされ、夜中もたびたび排尿のために起きてしまいます。私の治療を開始してからは、追われるような不安と重苦しい心も楽になり、また頻繁な夜間尿で2時間以上睡眠ができずにいることもなくなり、十分に熟睡もできるようになり、顔色も明るくなったため治療を終了しました。

「なぜ元気だった自分がこんな膀胱炎にかかったのかがわからない」と男性は言いました。長時間尿意を我慢した経験があるか否かを尋ねたら、「4年前、原州《ウォンジュ》市にあるチアク山からソウルまでのバスに乗った時、長時間尿意を我慢したことがある」と。「その後、若干頻尿の症状が現れたり、仕事中に席を外せなくて尿意を我慢することが多かった」と打ち明けてくれました。「自分の仕事を助けてくれていた家内も交通事故で股関節手術をしたので、忙しいときは一人で一日10時間以上も仕事をした。病院費用だけでなく、子供の教育費のこともあり休むことができなかった」と。「頻繁に排尿したくても我慢せざるを得ない過活動膀胱の症状が火種となって、自分の日常生活が損なわれるとは思ってもいなかった」と言いました。

その後、基本的な縮尿湯という韓薬と一緒に針治療をして、頻尿、夜間尿の症状はなくなり、排尿時の尿量も増えて健康を取り戻しました。

私達が日常的に行う排尿は、とても複雑な生理的、神経的な要素から成り立っています。体の排水処理場の役割をする腎臓で血液中の余分な水分と老廃物を漉して尿になり、この尿は尿管を経て膀胱に入ります。膀胱は一定量以上になると排尿したいという信号を脳に伝達して、トイレに行って排出することになります。ところが、排尿を過度に我慢する行為を繰り返すと膀胱の弾力性が弱まり、またストレスや過労が重なると、このようなメカニズムに異常が生じていつも尿意を感じるようになります。したがって、一時的に尿意を感じないように遮断する方法よりは、膀胱の機能を回復させて自律神経を正常化する治療の方が根本的な治療であることがわかると思います。

死にたくなるほどつらい痛みがある間質性膀胱炎

間質性膀胱炎は膀胱壁（筋肉）の繊維化により膀胱の容積が減少するのが特徴で、頻尿、夜間尿、急迫尿だけでなく膀胱の部位に激しい痛みが現れます。この激痛は排尿後に軽くなるため頻尿になり、夜は眠れないほどのつらい症状です。

繊維化とは、身体のある部位が硬くなる現象で、慢性的な膀胱筋肉組織の損傷が膀胱筋肉の繊維化をもたらすと考えられています。先に説明したように、身体に損傷が発生するとそれが回復する過程で炎症が起きますが、ずっと炎症反応が現れているのは慢性的な損傷を被ったことを意味します。したがって、間質性膀胱炎患者の中で長期に膀胱炎で苦しんだ患者が多いというのは示唆に富んでいると言えます。

間質性膀胱炎の原因は未だ明確になっていませんが、膀胱壁筋肉の繊維化が間質性膀胱炎の共通する特徴ということから膀胱が被った損傷の回復が間質性膀胱炎の治療において何より大事なことであるとわかります。膀胱水圧拡張術とかボトックス注射、レーザー照射術などの治療法がありますが、一定期間が経つとまた症状が現れたり、なかなか好転しないということも膀胱の損傷を回復させる根本的な治療法ではないからでしょう。一中韓医院では膀胱の損傷を回復して機能を正常化する縮尿湯を用いて韓方治療を行い、数多くの治療効果を上げています。

間質性膀胱炎の主要症状に次のようなものが挙げられます。

－膀胱部位の激痛。排尿すると痛みが軽減。

－膀胱に尿が少し溜まると痛みが現れ、昼夜関係なく一日中膀胱痛に苦しめられることが多い。

－下腹部が重い感じで、排尿後もすっきりせず不快な感じが続く。

－膀胱の容積の減少で溜められる尿の量が少なくなり、頻繁に尿意をもよおし、たびたびの夜間尿によって正常的な睡眠をとることができない。

35歳の女性患者は「8ヶ月以上続いた下腹部痛と頻尿、急迫尿等でとてもつらい思いをしている」と言っていました。膀胱内視鏡をはじめ既に2か所の病院で検査をしてもらったのですが、異常はないとの結果が出て、私のところにやって来たのでした。とりわけ午前中に尿意が激しく、我慢しにくい痛みが続きストレスが多いという状態でした。

診察の結果、間質性膀胱炎と診断して縮尿湯投与とともに週1～2回の針治療を並行しました。治療を始めてから3週間経ったとき、毎日顔をしかめていたほどの下腹部痛が軽減し始め、頻尿と残尿感も治療を重ねるうちに次第に好転していきました。来院当初の不安な青白い顔は見違えるほど明るい表情になったため、生活に支障がなくなったと判断し治療を終了しました。

間質性膀胱炎は慢性非特異性膀胱炎で膀胱壁の深層が繊維化し膀胱の容積が減少する疾患ですが、腎臓と膀胱の機能を補う六味地黄湯を基本として排尿機能を改善する20種類の薬剤を一緒に使った縮尿湯を処方し、針治療を並行しました。8ヶ月以上痛みで苦しんだ患者は徐々に痛みがなくなり心も落ち着き、排尿もほぼ正常になり安定しました。治療の過程で注意しなければならないことや禁じられた食べ物を摂らないなどのことをよく守り、粘り強く治療を受けたため短期間で大きな効果を上げた例です。

韓方医学では、基本的に腎臓と膀胱の機能が弱くなると頻尿、急迫尿、夜間頻尿、痛み、尿もれ、血尿などが現れやすいので、これらを治療するためには臓器の機能を補い、身体全体の熱を下げ、薬を使って利尿を促進させ、下焦（へそから下）の湿熱（血以外の体液が多く、熱のある状態）をなくし結石を除去し、排尿時のびりびりした痛みや、尿が滴って気持ちよく出て行かない病状を除去する治療、炎症をなくす抗炎治療の原則に基づいて処方します。

この韓方薬は伝統韓方医書の処方を基本としており、変化する疾病の病理に合うよう薬剤を加減して処方を行う膀胱炎に特化したものです。中でも縮尿湯は、膀胱炎の中でも抗生剤も効かず、効果のある治療法がなく、多いときには1時間に10回以上もトイレに行くほどの深刻な痛みがあり、不眠症や鬱《うつ》病で自殺したいという衝動にまで駆られる間質性膀胱炎の治療に効果を立証した韓方薬です。

自信喪失させるほど寝るのが怖い夜尿症

1ヶ月に1～2回は濡れた布団に驚いて起きてしまう夜尿症で苦しむ患者もいます。夜尿症は夜間尿とは区別します。夜尿症は睡眠中に排尿する症状を言い、夜間尿は睡眠中に排尿するために起きることを言います。夜尿症は泌尿器科の検査の結果では特別な異常はみつかりません。過去夜尿症に対する明確な基準のなかった時代には、特に治療を受けなくても時間の経過とともに自然に治る疾患と思われていました。しかし、夜尿症のある子供から大人までの多くが自信を喪失し、睡眠自体が怖くなることが多いため、根本的な原因を見つけて積極的に治療する必要があります。

大学の行政学科を卒業後、行政試験に失敗し、ストレスが溜まっていた27歳の女性は診療室に入って来た時は顔色が暗くてよくありませんでした。つやのない髪と眠れていないのがわかるほど目の下のクマがひどい様子でした。

5ヶ月前から夜間に何度もトイレに行くようになり、ついに夜尿症まで現れたので病院に行って薬を飲み始めたとのこと。薬を飲んでからは前より頻尿の症状は減っているが、2週に1~2度は相変わらず夜尿症の症状があり、薬を飲むと眠くなり目が乾燥する症状があるので、これ以上薬を飲んではよくないのではないかと思い、韓方治療を調べて私のところにやって来ました。受験生活のスケジュールをきちんと守り、それにほとんどの時間をあてて勉強に邁進し、規則正しい食事もできず、自分なりに運動もしていたとはいえ、「今年が最後である」という心構えで3年目の受験生活に臨み、体も心も非常に疲れきっている状態でした。

韓方処方と週に2回ずつの針治療を始めて、4週間が経つと夜尿症の症状もなくなりました。飲む水の量まで減らしていた患者は、気にすることなく水分を摂取することができるようになり、夜も安心してぐっすり眠れるようになりました。また食事も正常にでき、勉強に集中することができるようになりました。2ヶ月の治療後、特異な症状はなくなり、夜尿症も現れなくなったので治療を終了しました。

安眠を妨げる夜間尿

夜間尿（夜間頻尿）は韓国人の60代の70%以上が経験する最も多い排尿症状の一つです。排尿症状のうち夜間尿に特に関心を持つべき理由は安眠を妨げて日常生活や社会生活に支障をきたし、不眠症とか鬱《うつ》病に至る場合が多いからです。

大韓排尿障碍尿失禁学会と大韓泌尿器科学会が共同で全国５大都市の40~69歳の成人男女１８４２名を対象に実施した夜間尿認識調査でも、尿意で睡眠中に目が覚めたことのある人がなんと65%にも上ったことが明らかになっています。夜間尿の経験者のうち夜間尿で眠れないと答えた比率は56・１%で約半数でした。排尿時の痛みや不快感な

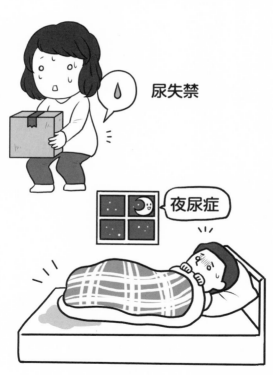

どがあると答えた人も30％を超えました。このように、夜間尿が日常生活にどれほど影響が大きいかを示す統計数値が現れました。特に夜間尿患者のうち鬱《うつ》病で苦しんでいる人は17・8％で、膀胱が正常な人の鬱《うつ》病の比率の8・1％と比べると2倍以上で、夜間尿が日常生活だけではなく精神面にも悪影響を与えていることがわかります。

それだけではなく夜間尿の患者の中には、夜、トイレに入ろうとして滑って転倒して骨折などの怪我をすることも多くあります。問題は夜間尿は恥ずかしいけれど治療を受ける症状だとは認識していないとか、治療方法がわからなくて我慢してしまう人が多いことです。夜間尿は、老化による当たり前のことではなく、十分な睡眠を確保して肉体的、精神的な健康を保ち、生活の質を高めるために適切な診断と治療を受ける必要があります。

夜間尿の多様な原因として過活動膀胱、膀胱炎の一つの疾患として考えられますが、膀胱炎にかかった場合は排尿痛を伴うこともありその苦しみはさらに深刻です。女性の場合には排尿痛と頻尿で夜間尿を伴うことがしばしばあります。男性は前立腺炎の場合、会陰部の痛みや睾丸痛とが夜間尿とともに現れることが多く、夜間尿で苦しんでいる老年層では前立腺肥大症もある場合が多く見受けられます。

このように夜間尿は過活動膀胱、膀胱炎、前立腺炎、前立腺肥大症など様々な原因により現れますが、ほとんどの人は初期症状が現れたときに、その深刻さがわからずに放置し、膀胱機能がかなり損傷し慢性的になってから受診することが多々みられます。ところが、慢性になると治療効果が芳しくないため長期間苦労する場合が多くなり、ついには西洋医学の治療で満足できない人が韓方治療を調べて一中韓医院にやって来ます。

仁川《インチョン》に住んでいる男性は50代後半から頻尿と夜間尿により心身ともに悩み苦しんできました。症状を聞いた周囲の人達は「年を取ったからしょうがない」とか「前立腺肥大だからどうしようもない」という反応でした。みんなの話に希望を持てるものはなくその男性も「しょうがない」と思い我慢してきました。

ところが何度も夜間尿のせいで夜トイレに行こうとして滑って腕を骨折したり、転んで腰を捻挫することが起こるうちに疑問を抱くようになりました。頻尿と夜間尿、しかも打撲傷や骨折などをした男性は「どこかに治す道があるのではないか」とあちこち尋ね回って、一中韓医院にやって来ました。

韓方薬の治療とともに週1回の針治療をすると、夜間尿と頻尿症状をもたらした前立腺肥大症と過活動膀胱が改善しました。治療が終わって症状がなくなると、その男性は私の手を握って「明日死んでもいいから人間らしい生活をして死にたい。トイレが近くて外に出られないとか、夜用を足しに行って死ぬかもしれないという思いをしたとき、なんとか希望を持とうと思った。図書館で古い雑誌や新聞を調べて、やっと院長に出会うことができたのは、自分にとってかけがえのない喜びだ。人間らしく生きて死ぬことができることを感謝する」と話してくれました。

このように年を取ると激しくなる夜間尿の症状は、前立腺肥大症や過活動膀胱などによる場合が多いのですが、これに対する韓方医学の治療は、単純に症状を抑えるだけではなくて機能が弱まった膀胱と泌尿生殖器官が正常機能を回復できるようにすることなのです。すなわち、膀胱、腎臓、前立腺などの機能回復はもちろんのこと、炎症も治療して再発しないように根本的な治療を行います。

尿失禁パンツ（紙オムツ）を使用しなければならない切迫尿

尿意を我慢できなくて尿が流れ出てしまう症状を切迫性尿失禁と言います。尿意を我慢できず尿漏れを起こす症状があるため、トイレに行く途中で尿が流れ出たり、排尿してもさっぱりせずにトイレのない所に行くと落ち着かなかったりします。このような症状は過活動膀胱の代表的な症状の一つで膀胱炎でも現れることがあります。

過活動膀胱で切迫尿症状が現れる場合、病院で膀胱に結石があるか、膀胱炎なのかを調べるために尿細胞検査、膀胱鏡検査等いろいろな検査を受けても特に異常が見つからないことがあります。運動や薬物治療をしてもよくならず長期間苦労することが多く、韓方医院に来る頃には膀胱の機能がとても弱くなっており、不眠症、鬱《うつ》病などの症状を伴っていることがあります。

ある60代前半の患者は6年前から夜間尿が悪化し熟睡できず、日中も尿意を感じてからトイレに行くまでに尿が流れ出ることがしばしばありました。この症状を繰り返して状態が悪くなっていたため尿失禁と判断して尿失禁パンツを

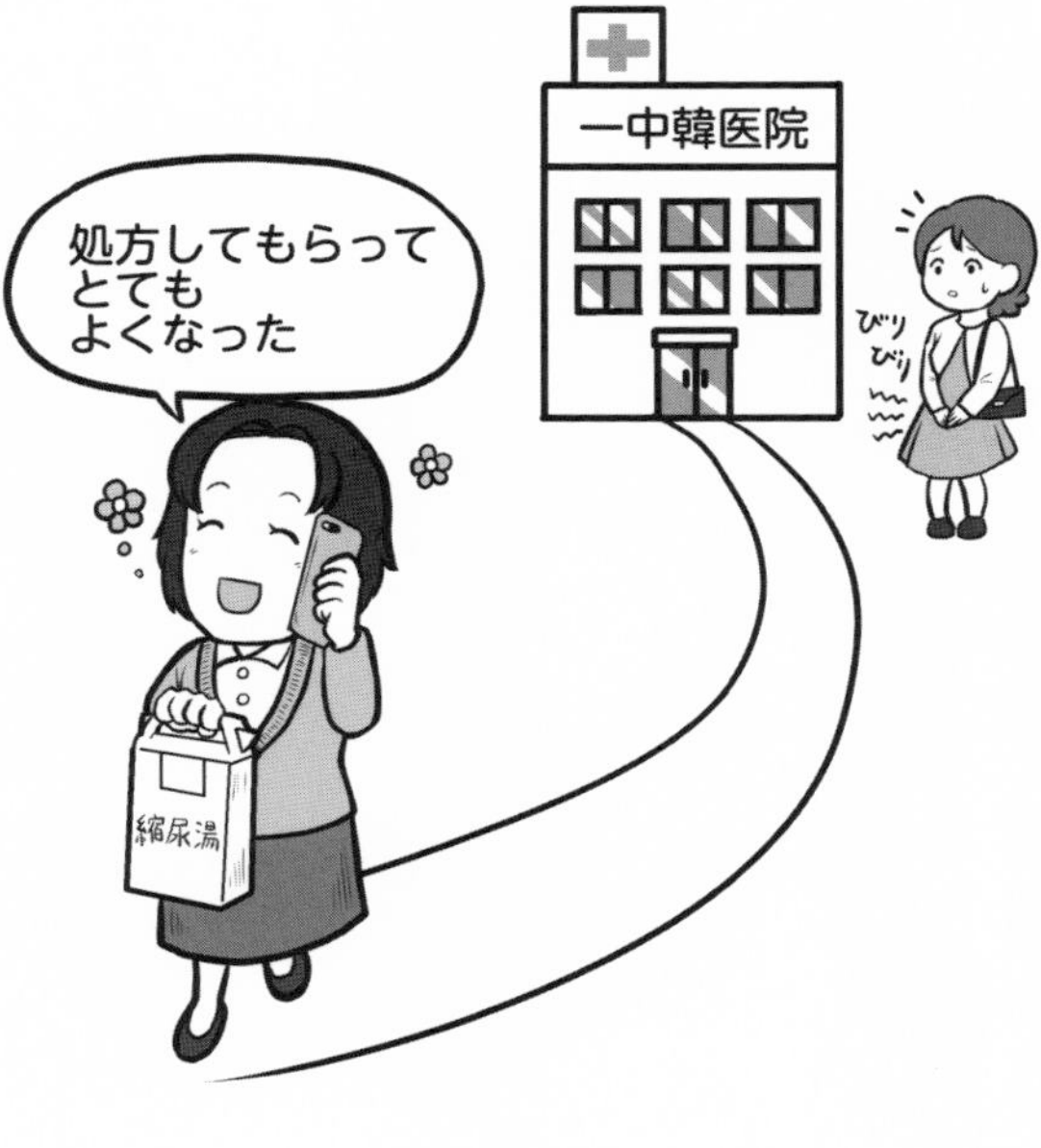
一中韓医院
処方してもらって
とても
よくなった
びり
びり
縮尿湯

使用することにしたそうです。

いくら表からは見えないといっても幼児がはく紙オムツと違いない尿失禁パンツをはいた患者の心の内は穏やかではありませんでした。年を取るのはしょうがないことだが60歳を超えて尿失禁パンツをはかなければならない自分の立場が限りなく悲しく、空しくて途方に暮れて涙することもあったそうです。

いつもは明るい患者が急に憂鬱《ゆううつ》になり外出することはもちろん人に会うことも避け、近くのスーパーに行くことも嫌がるようになりました。結婚して近くに住んでいる娘が気が付いて、私の韓方医院に連れてきました。診断の結果、過活動膀胱で放置した歳月が長く、すでに膀胱の機能がとても弱くなった状態でした。

治療が終了した時、その患者は「生きている日々が地獄のようだった。死にたいと思うほどの絶望的な日々だったが、今は勇気も希望も湧いてきて何より尿失禁パンツをはかなくても普通の生活ができるということが信じられない」とうれしい言葉を残してくれました。

2.7 膀胱炎によく伴う疾患

膀胱炎が慢性化すると長期間の薬の服用により耐性ができたり、下痢、胃腸障害が起こることがあります。慢性膀胱炎とか過活動膀胱の場合、車に乗ったり、旅行に行くことを恐れて外での活動範囲が狭くなる傾向があります。

夜間尿がひどく、尿意で睡眠中に何度も起きることになると疲労感、神経過敏、不安、動悸などの症状を伴うことがあり、生活の質（ＱＯＬ）が落ち

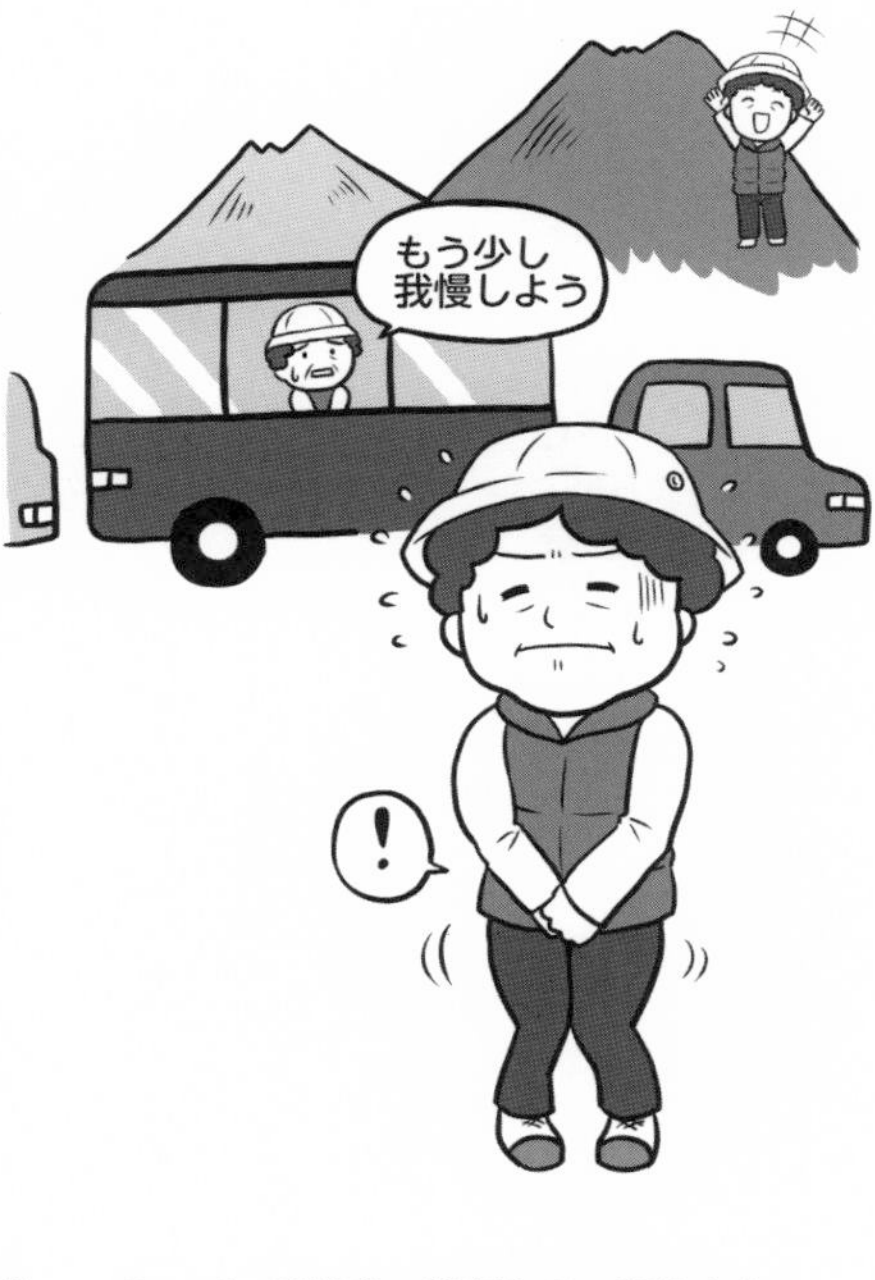

てしまいます。特に膀胱壁が繊維化する間質性膀胱炎の場合は痛みのために飲食も楽しめず、社会生活全般においてストレスから鬱《うつ》病、あがり症を発症する人も多くみられます。

このように膀胱炎は膣炎、神経性消化不良、不眠症、慢性疲労、鬱《うつ》病などの症状を誘発することが多いのです。

膣炎

頻繁な再発、免疫力という二つの側面からみると膣炎は膀胱炎とよく似ています。膀胱炎のように頻繁に再発する膣炎は女性の風邪とも言われていますが、韓国の女性のうち70％以上が生涯に一度以上は膣炎にかかっています。２０１６年の調査によると膣炎を経験した患者のうち77％が再発によるものでした。

ガードネレラ膣炎とよばれる細菌性膣炎は、膣内を酸性に保つラクトバチルスという乳酸菌がなくなることで問題が発生します。なくなった乳酸菌の代わりに嫌気性細菌が増殖して細菌性膣炎を起こすのが原因です。

事実上、嫌気性細菌は正常な女性の膣内に存在する全体の細菌の約1％未満ですが、膣炎にかかった場合にはこの濃度が約１００～１０００倍ほど増加して、正常な乳酸菌がなくなってしまいます。

普通、膣炎の場合には膣の分泌物が黄色や灰色で生臭いにおいがして、生理の前後または性交の後に症状がひどくなる特徴があります。膣炎は主に膣の入り口がかゆくてほてったり、排尿時にひりひり痛んだり、性交するときに痛みがある場合に疑われます。

一番よく発症するカンジダ性膣炎ではチーズのようなものが出たり、白いおりものとともに強いかゆみを伴います。これはカビの一種のカンジダが主原因になって発症します。トリコモナス膣炎の場合には主に性交によって伝染し、不妊、骨盤炎、早産などの後遺症を伴うことがあります。膀胱炎を誘発する可能性もあるので十分注意を払わなければなりません。また、膣炎を予防するために、普段から窮屈な服や合成繊維の下着ではなく綿の下着を着用し、熱と湿気を避けるほうがよいでしょう。

神経性消化不良

過活動膀胱や慢性膀胱炎になると普段からストレスが多くなり、緊張状態のままで生活することが多くなり神経性消化不良を伴うことも多くみられます。また、ストレスが多くなると食欲がなくなり胃がもたれてしばしば胃が痛んだり、胸焼けしたりします。

人間が摂取した食べ物は口から肛門まで約10mの距離を23～24時間かけて移動します。口の中で咀嚼して唾液を交えた食べ物は蠕動《ぜんどう》運動によって食道を経て胃に送られます。胃の中では胃液と混ざりスムージー状態になり、消化のための事前準備が行われます。このような一連の消化過程は自律神経が密接に関わっています。さらに詳述すると、このような消化過程は人間の脳が一つ一つ命令をしなくても自然に行われます。これは自ら独立的に動く自律神経がこの過程をコントロールするからです。

人間の体のすべての分泌腺、肺呼吸などは自律神経に支配されており、この自律神経は交感神経系と副交感神経系とに分かれています。このような神経系は瞳孔、血管、心臓、消化運動、膀胱などの動きをコントロールしてバランスを取っています。例えば、同じ心臓に対しても交感神経は拍動を促し、副交感神経は拍動を抑える役割をします。このように一つの器官に対して相反する作用をさせながら人間の体のバランスを取っているのです。自律神経にはストレス、緊張、危機などの心理状態が大きな影響を与えます。

人間の体が危機を察知すると、その危機を克服するために最適化された状態に変化することになり、瞳孔が拡張され心臓の拍動数が速くなり、消化器官の機能が萎縮されるのもこのような自律神経系の働きによります。危機を感じなくなると、すなわち、このようなストレス状態が解除されると体は瞳孔や拍動、消化機能を正常な状態に戻すことになります。

同じように、膀胱炎、過活動膀胱などの膀胱疾患による精神的ストレスが増加すると、交感神経が亢進して消化運動が抑えられます。普段元気で消化に問題がなかった人も、神経的な仕事の増加でストレスが溜まると、胃もたれしたり、胃の中でガスが発生する症状が起きるのもこのためです。

不眠症（睡眠障害）

過活動膀胱、間質性膀胱炎患者の中には不眠症による睡眠不足により昼間に疲れを訴えることが多くみられます。夜、安定しているはずの自律神経のバランスが崩れて、交感神経が亢進した状態が続くことが原因でもありますが、ベッドに入ってからも夜間尿や残尿感などでベッドとトイレを頻繁に行き来して不眠症になるのです。尿意があって夜明けに2、3回トイレに行くだけでも、翌日はひどい疲れで集中力の低下を感じます。その他に神経が特に敏感な人、悩みや心配事の多い人が不眠症になりやすいこともあります。また、三交代勤務、夜間業務で生活のリズムが不規則な人も不眠症にかかるケースも多くみられます。

膀胱炎の患者の中で夜間尿や残尿感の症状がないにもかかわらず不眠症を訴える場合にはストレスに起因することが多々あります。韓方医学では、雑念が多過ぎて眠れない状態や、長時間のストレスにより心理的圧迫とうっ滞がひどい状態、精神的に過敏な状態が続いた場合などに不眠症が悪化するとされています。また、難治性膀胱疾患の場合、長期間の薬物治療と再発の繰り返しによりストレスが高じてしまいます。

したがって、韓方治療によって腎臓と膀胱の機能がよくなり、いろいろと不便だったことが消えてストレスも減り不眠症もなくなります。

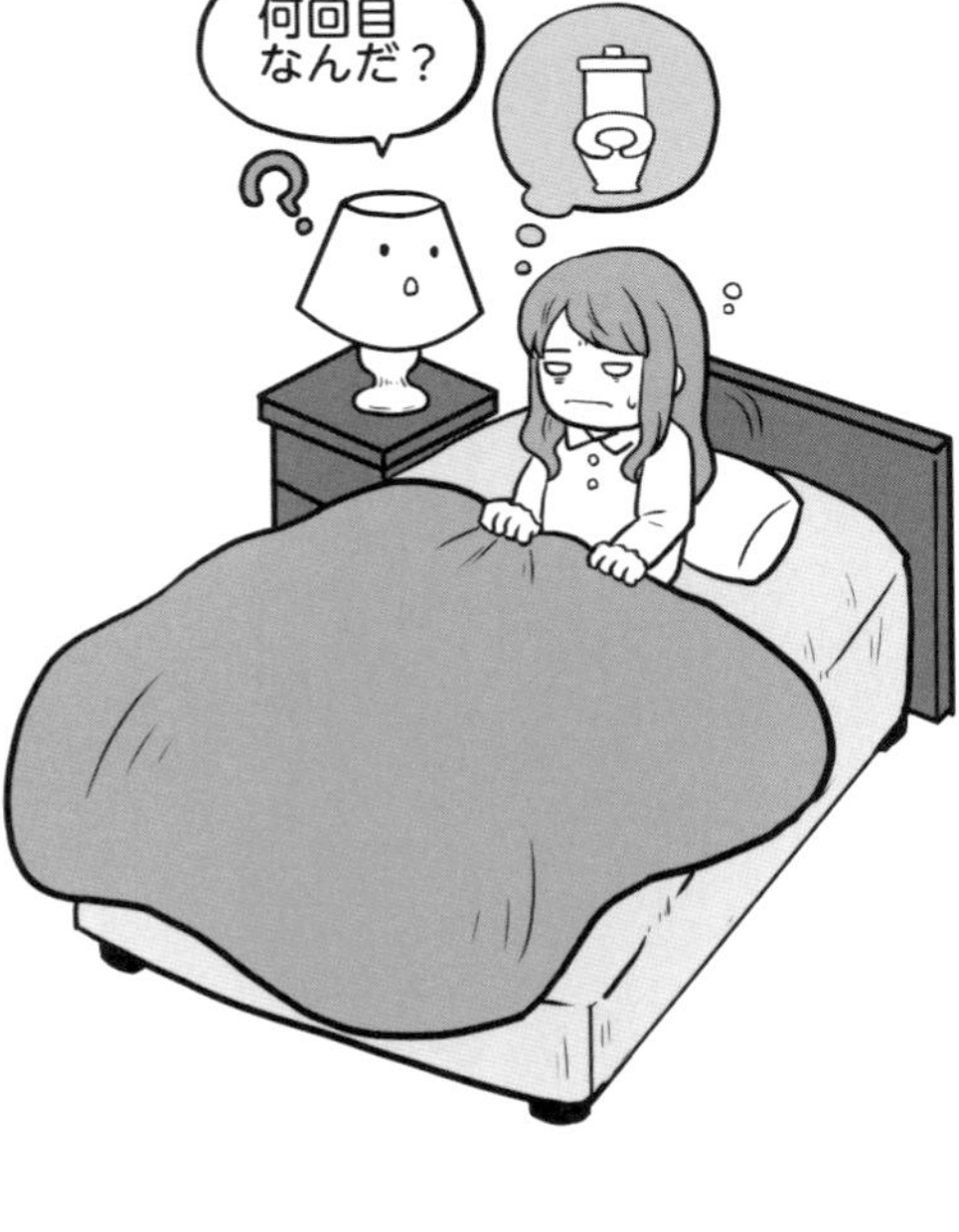

慢性疲労感

排尿障害は、元気がなくて持続的な努力や集中が難しく、異常な脱力状態が繰り返されるなど、慢性疲労に苦しむ人がよく経験する症状の一つです。一般的には過労による生理的な疲労や慢性的なストレスによって現れます。

一中韓医院では膀胱疾患を治療するとき、基本になる腎臓・膀胱周辺の臓器の部位の治療とともに患者の慢性疲労も考えて、血虚（血による不調の一種）及び陽虚（体の陰陽のバランスが崩れ、陽が弱い状態）を改善する韓方薬を処方します。夜間の頻尿、残尿感などの症状により睡眠の質が落ちたり、適切な休みを長時間取ることができないことから起こる疲労感が大部分の原因なのです。もちろん不便だった排尿症状がなくなり、精神的な疲労感が解消されると慢性疲労による症状は自然になくなります。

鬱《うつ》病

産後の鬱《うつ》病、育児の鬱《うつ》病、小児の鬱《うつ》病等は社会的に大きな問題となっています。鬱《うつ》病は意欲低下と憂鬱《ゆううつ》な状態が続き、不眠、不安、焦りなどの症状はもちろん、生きていく意欲まで失う場合があります。

鬱《うつ》病の患者のほとんどは不安症状とともに生活に対するエネルギーの喪失を訴えていますが、よく眠れない、あるいはあまりにも寝すぎたり、食欲が減退したり、逆に食欲が増加したり、正反対の症状が見られることがあります。

慢性的な排尿の症状により対人関係や社会活動に制約を感じて自尊心を喪失し、治療の効果がなく再発の悪循環を繰り返し無気力感も大きくなり、ついには鬱《うつ》病につながったりします。人間は社会生活の中で存在意義や価値ある役割を遂行したいという欲求がありますが、頻尿、残尿感、膀胱の痛みなどにより社会生活や対人関係を円滑に行うことができなくなると、無力感や憂鬱《ゆううつ》感にとらわれ、それが長期間続くと鬱《うつ》病の原因になります。また生活の中で繰り返した失敗や喪失感、これらの克服が難しくて挫折を感じた時も鬱《うつ》病を発症しますが、慢性膀胱炎などの度重なる再発はこのような挫折感を増幅して鬱《うつ》病の原因となることもあります。

したがって、慢性的な膀胱疾患と同時に鬱《うつ》病で苦しむ患者の場合は排尿症状をなくすことが一番よい鬱《うつ》病治療となります。精神安定剤のような特定の薬物を長期間服用しても治らない患者は、韓方治療によって、薬物を減らしながら最後には止められるようになるのもこういう理由によるからです。

Part 3

膀胱炎はなぜ起こるのか

3.1 一般的な原因

腎臓で作られた尿は尿管を経て膀胱に入った後、尿道を通って体外に排出されます。膀胱に尿が250～300mlほど溜まったら膀胱は脳にこれを知らせて、「おしっこがしたい」と尿意を感じてトイレに行くのです。つまり、膀胱は腎臓で生成された尿が尿道を通って排出される前に一時的に溜まる所で、膀胱がなかったら私たちは随時尿を排出しなければならないのです。

要するに、膀胱炎とはこのような機能を果たす膀胱に炎症が起こることを意味します。炎症は細菌の侵入や物理的な衝撃、毒素物質などにより体の細胞が損傷を被った時にこれを回復する過程で発生することですから、結局膀胱炎とは膀胱に損傷が発生したということになります。ただし、膀胱に炎症が起こる原因の多くは細菌の侵入により発生することですので、膀胱炎というとまずは細菌を疑うことになります。このとき、膀胱炎を起こす菌のほとんどが体にある大腸菌ですが、他の細菌による感染でも発生します。風邪が悪化すると肺炎になるように膀胱炎が悪化すると腎臓の機能に影響を与える腎炎を起こす可能性が高いので、放置せずできるだけ初期に治療したほうがよいのです。

この本の冒頭でも説明したように、女性の場合、尿道の長さが男性に比べて短く直線構造になっており、肛門に近く、容易に細菌に感染しやすい脆弱な構造になっています。したがって、尿道を通って細菌が侵入した場合、尿の排出の通路を細菌がさかのぼりながら感染が起こるのですが、これを尿路感染とよびます。尿道が感染すると尿道炎、膀胱が感染すると膀胱炎、腎臓が感染すると腎盂腎炎とか腎盂炎とよぶことになります。

膀胱炎を起こす多くの原因は細菌感染ですが、このような感染は主にどういう場合に起きるのでしょうか。細菌の感染を誘発する状況は非常に多様で、主に非衛生的な排便・排尿の習慣や性交などで発生します。体内の細菌が会陰部と膣の入り口で簡単に増殖し上行性感染を起こすのです。また、スキニージーンズなど体にタイトなズボンを着るのも尿道に傷を作り膀胱炎の原因となることもあります。ケースとして多くはありませんが、香り付きせっけん、泡風呂入浴剤、膣洗浄剤、避妊用クリームなどが原因になったり、閉経後の女性ホルモンの欠乏により尿道と膀胱の内層が薄くなって感染と損傷を起こすこともあります。また、濃いお茶、コーヒー、果物ジュース、味付けの濃い食べ物やアルコールなどは膀胱炎を悪化させてしまいます。

ただし、膀胱に細菌が侵入すると必ず膀胱炎にかかるわけではありません。一般的に膀胱に侵入した菌は排尿時に排出されます。健康な状態なら細菌に対する免疫力があるので、この過程で炎症は起きません。問題は過労やストレスにより体の抵抗力が弱った状態だとこのような過程の中で炎症が起きて症状が現れるのです。ここで注意すべきなのは、これらが慢性膀胱炎や間質性

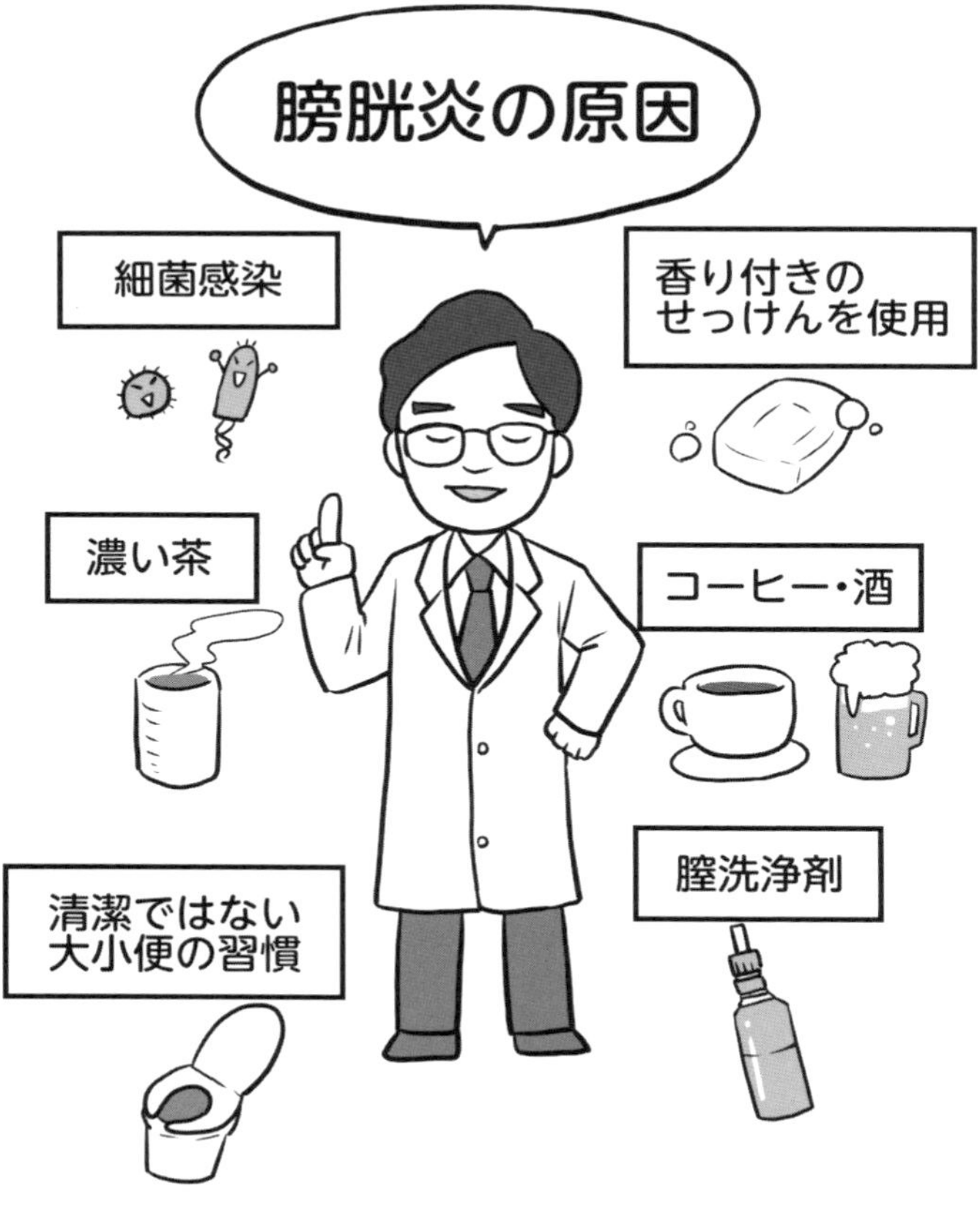
膀胱炎の原因
細菌感染
香り付きの
せっけんを使用
濃い茶
コーヒー・酒
膣洗浄剤
清潔ではない
大小便の習慣

膀胱炎などの難治性膀胱疾患の原因になってしまうことです。急性膀胱炎はほぼ細菌の感染が原因なので、初期の適切な抗生剤治療だけでも治りますが、慢性に発展した場合にはこのような治療では効果をあげないことが多く、結局、体の免疫力及び膀胱機能の低下、そして継続的な炎症と刺激物質などによる膀胱の損傷が慢性膀胱炎や間質性膀胱炎の主要原因となってしまうのです。

3.2 韓方医学的な原因

膀胱炎は40代以降の中年女性に現れる疾患でしたが、最近は20~30代の女性でも目立って増えています。私の韓方医院で膀胱炎治療を受けた女性患者を年代別に調べてみると、20~30代は10人中3~4人で毎年その比率は増加しています。男性の場合は尿道を通って侵入した細菌が膀胱に至る前に前立腺というところを通りますが、男性は膀胱炎患者より前立腺患者の方がはるかに多いのはこのためです。

人によって多少差はありますが、膀胱炎にかかると下腹部の痛みと排尿時にも痛みが現れます。また頻尿症状とともに、排尿後にまたすぐに尿意を感じるほどすっきりしないのも特徴です。膀胱炎がひどい場合には血尿があったり、たまに下腹部に熱感を感じたりします。

このように膀胱炎を発症する原因について、韓方医学では尿の量や回数が少ない症状、尿が全然出ない症状、尿が滴る症状のカテゴリに分けて治療しています。これらは大方、湿と熱、ストレスによって肝がうっ滞する肝気鬱結、あるいは気が弱くなり発症します。

韓方医学では基本的に腎臓、膀胱の機能が弱まると頻尿、急迫尿、夜間頻尿、痛み、濃尿、血尿などが現れると考えています。したがって膀胱炎を治療するためにはこれらの臓器の機能を補いながら熱を落とす清熱、薬を使って尿がよく出るようにする利水、下焦の湿熱をなくして結石を除去して、排尿時のびりびりした痛みやぼたぼたと滴りすっきりと出て行かない病状を除去する治療、炎症をなくす抗炎の治療原則に基づいて処方をします。

このような韓方医学的処方が慢性膀胱炎や間質性膀胱炎、過活動膀胱治療に対して、特に効果を上げるのはどうしてでしょうか。細菌の感染が原因である急性膀胱炎は短期間の抗生剤の服用でよく治る疾患ですが、体の免疫力及び膀胱機能の低下、そして頻発する炎症や刺激物質などによる膀胱損傷などを改善するためには根本的に原因を治癒する治療がふさわしいからです。

慢性膀胱炎は1年に3回以上膀胱炎を発症する場合を言います。抗生剤の治療では芳しくなく、抗生剤の耐性のため治療がさらに困難になる場合が多く、また、過労で疲れると容易に再発し、治療をしても効果が現れずに、時間が経てば経つほど患者の苦痛はひどくなります。ひいては普段は症状がなくても「また膀胱炎が再発するかもしれない」という不安と恐怖で鬱《うつ》病になる人も多くみられます。

このように慢性膀胱炎は西洋医学ではきちんと治らない場合が多いのですが、韓方治療においては効果的なのです。

Part 4

難治性膀胱炎は本当に治るのか

4.1 西洋医学的な治療法（膀胱炎）

病院の尿検査で炎症や血尿が確認されると、3日間ほど抗生剤を服用します。5～7日以後の尿検査が正常であれば治療は終わります。しかし、抗生剤耐性菌があると効果が芳しくないことがあります。忙しくて治療を後回しにしたり、治療が遅れた場合には、腎臓にまで上行性感染が拡大してしまう恐れがあります。

1年に3回以上膀胱炎が再発する慢性膀胱炎の場合にも急性膀胱炎と同じく抗生剤を処方されますが、この場合には抗生剤が効かない恐れが高いため、逆に長期処方による副作用が憂慮されています。

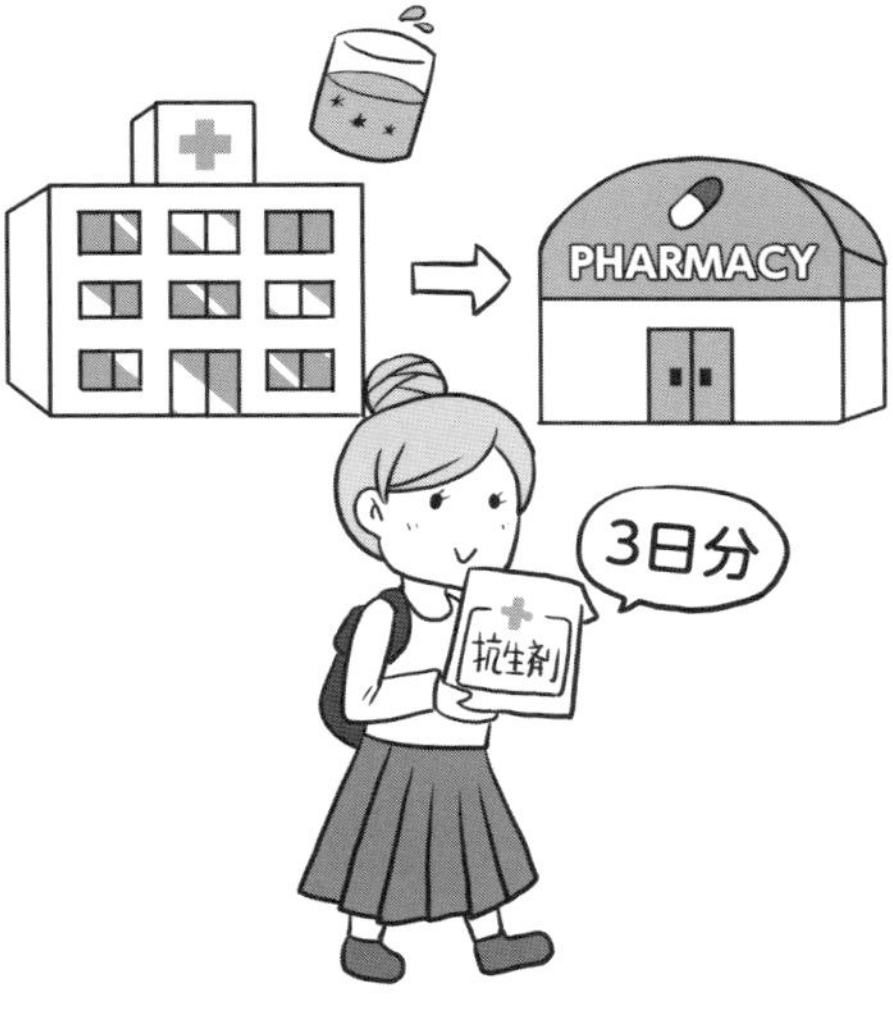

4.2 西洋医学的な治療法（過活動膀胱）

過活動膀胱の主な治療は薬物治療で、主要な薬物は抗コリン剤（副交感神経抑制剤）です。ここで、抗コリン剤を正確に理解するためには交感神経と副交感神経の理解が必要となります。交感神経は恐怖、怒りのような緊急な状況に備え、反応させます。副交感神経は危機的状況ではない状態の時に胃や腸での分泌と蠕《ぜん》動《どう》運動などを通じて消化や吸収を促進し、エネルギーを備蓄する作用をさせます。一般的に交感神経と副交

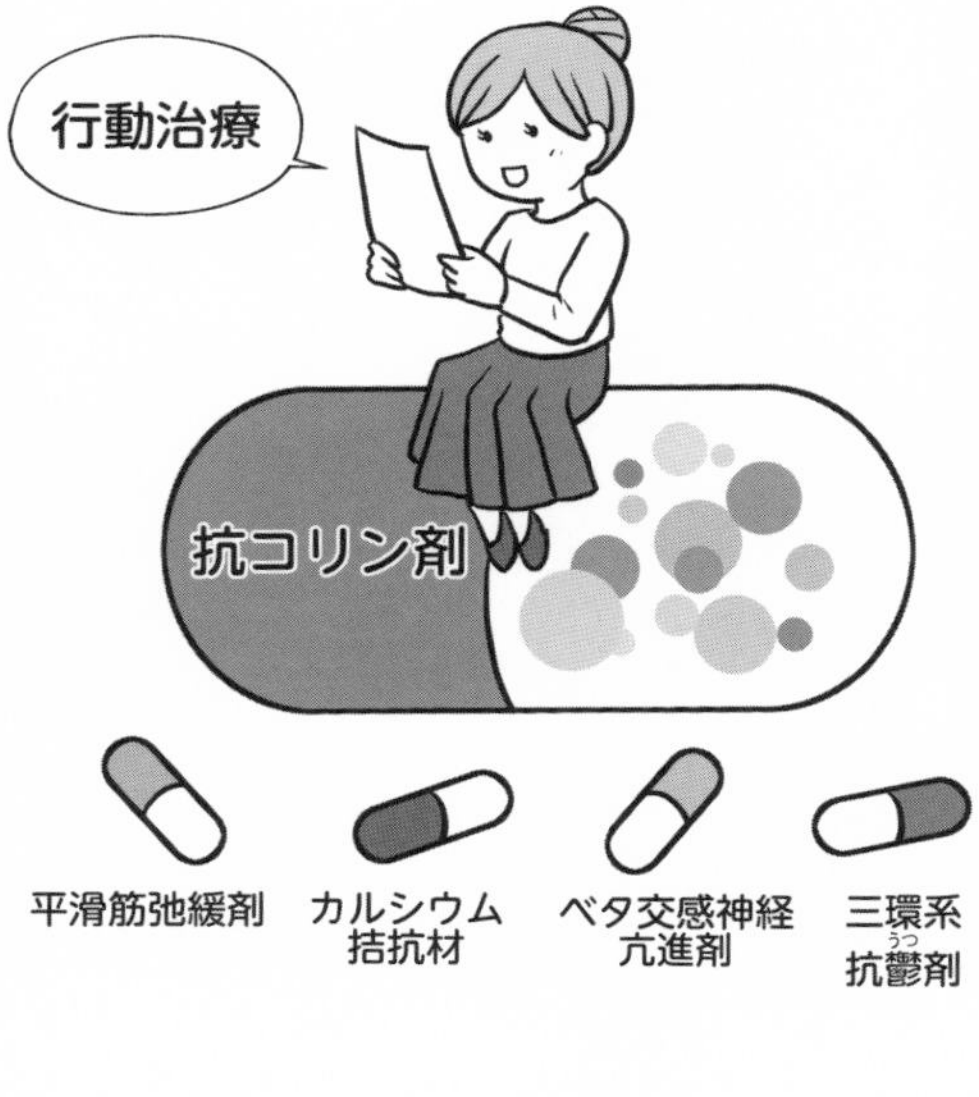

感神経は一つの内部臓器に対して反対に作用し、人間の体の均衡と安定性を守るようにできています。例えば、交感神経は心臓拍動を促進して胃腸器官の活動を抑制し、膀胱の収縮を抑制します。逆に副交感神経は心臓拍動を抑制し、胃腸器官の活動を活性化し、膀胱を収縮させます。

したがって、抗コリン剤を服用すると膀胱収縮を抑える効果があり、頻尿を抑えることができます。ただし、このような抗コリン剤は原因に対する根本的な治療というより症状を抑える目的として使うため疾患が慢性化する恐れが高くなります。また、長期間服用すると膀胱の収縮を抑えるだけではなく、体の様々なところにまで作用するため副作用が出ることがあり、体の均衡を崩す原因となることもあります。

排尿筋肉の収縮を抑えるような薬物としては次のような種類があります。

1. 抗コリン剤
2. 平滑筋弛緩剤
3. カルシウム拮抗剤
4. ベタ交感神経亢進剤
5. 三環系抗鬱《うつ》剤

その他に補助的に磁場治療のような物理治療を含めて排尿調節のために行動治療を並行することもあります。行動治療には、時間制排尿法、膀胱訓練、骨盤筋肉運動、バイオフィードバック（患者自身が自分の自律神経系の反応をコンピューター画面で見て感じながら自己調節法を習う訓練）治療などがあります。

4.3 西洋医学的な治療法（間質性膀胱炎）

間質性膀胱炎の場合、薬物治療の効果がないときに、膀胱水圧拡張術、経尿道的内視鏡照射術、膀胱内ボトックス注入などをします。ただし、このような治療を受けた患者の多くは治療効果が芳しくなく一定の期間が経つと再発する傾向があります。このような治療法が間質性膀胱炎の原因となる筋層の繊維化を回復させるというよりは、膀胱の大きさを人為的に広げたり筋肉活動を抑えることに焦点を当てています。参考のために言うと、このような治療を受けて期待した効果が得られず、私の一中韓医院にやって来る患者のほとんどは韓方治療でよい結果が出ていますが、内視鏡照射術を受けた患者に限っては、その後韓方治療を受けても効果があまりよくならないのが実情です。

また、経尿道的内視鏡照射術を何回も受けた場合、結局膀胱を摘出することもあるので、レーザー照射術を受ける前には、十分に調べたり説明を受けたりして慎重を期したほうがよいでしょう。

4.4 韓方医学的な治療法

先に説明したとおり韓方医学では膀胱疾患の原因を膀胱と関連した内部器官の機能低下、機能損傷あるいは免疫力の問題として治療します。したがって、血以外の体液（津液）が過剰な状態である湿と、陰が不足し陽が過剰でほてりやかゆみのある状態の熱、ストレスによって肝機能が滞る肝気うっ滞、元気虚弱などを治療することに重点を置きます。

頻繁に再発する慢性膀胱炎とか各種の難治性膀胱疾患を治療するためには、膀胱とまわりの臓器の機能を補って熱を下げる清熱、薬を使って尿のスムーズな排出を促す利水、下焦の湿熱をなくして結石を除去し、排尿時の痛みや尿が爽快に出ない症状を除去したり、炎症を取り除く抗炎の治療を原則に基づいて処方します。

韓方における膀胱の生理活動

韓方医学の大著として広く知られる「東醫寶鑑《とういほうかん》」で膀胱についてみてみましょう。

○膀胱の形象

膀胱以虚受水、為津液之府、得気海之気施化、則溲便注寫、気海之気不足、則秘渋不通

膀胱は空洞で水分を受け入れるための抽出倉庫です。気海（ツボの一つでへその3㎝下）の気が気化作用（生理代謝）により尿が作られます。気海の気が足りないと（膀胱の作用が円滑でないと）尿が出ません。

○膀胱の部位

膀胱在小腹之内、中極穴、膀胱之募、在臍下四寸、在背則膀胱兪、在脊第十九椎下両傍、下両傍、此膀胱部位也

膀胱は下腹部にあって、中極（ツボの一つ）は膀胱を形成し、へその約12㎝下にあります。背中では膀胱兪穴（ツボのように重要な部分）の部位に当たり、脊椎19番目の下の両側にあって、これが膀胱の部位です。

＊韓方医学では人体の正常な機能を維持するのは五臓六腑であり、体内を一定のリズムで循環する気血の順行で養い流れていると考えられています。五臓とは肝臓、心臓、脾臓、肺臓、腎臓であり、六腑とは胆、胃、大腸、小腸、膀胱、三焦（上焦、中焦、下焦）と言われています。

○膀胱伝授

水液自小腸泌別、汁滲入膀胱之中、胞気化之、而為尿以泄出也

胃での消化物を小腸で分別し、そこでできた水分が膀胱の中に入り、胞（膀胱）がこれを気化し尿として排出します。

小便即泌別之水液、滲入膀胱以出者也。

飲入於胃　遊溢精気　上輸於脾　脾気散精　上帰於肺　通調水道　下輸膀胱　則小便又似水飲精微之気、上升脾肺、運化而後成者也

尿は濾過された水分が膀胱に入り出ていくものです。飲んだものが胃に入って精気となって溢れ、その一部が上昇し脾臓に入り、その脾臓では精気を拡散させ、それがさらに上昇し肺に入ります。水分はその筋道を通って膀胱に運ばれます。すなわち、尿は飲水の精巧で微細な気が脾と肺に上り、気化した後のものです。

膀胱者　津液藏焉、気化即能出焉

膀胱は津液を貯蔵し、気化して排出します。膀胱は腎臓と表裏の関係で、腎は水臓であり膀胱は水腑です。腎の陰気と膀胱の陽気が相化することによって膀胱は精気を維持することができます。腎気が弱いと膀胱の気も弱くなり、腎気が強いと膀胱の気も強くなることから、腎気が旺盛な思春期には尿の排出も強く、腎気が衰弱する老年期には尿の排出も弱くなります。

韓方医学でいう膀胱炎の病症

膀胱の主な機能は排尿です。膀胱は主導管であり体液を貯蔵します。すなわち膀胱は人体の下部の小腹内にある袋のような器官として余剰分の水液を受けて貯蔵し、三焦の気化作用で尿を排出します。万が一、三焦の気が不足すると尿が閉塞して不通になります。

腎臓と膀胱は表裏の臓腑で、尿失禁とか尿不通は膀胱の機能異常に属することが多く、内分泌系や泌尿器系の精気である腎気の虚乏（足りない、あるいは、無い場合）は命門（生命の源あるいは新しい生命誕生に関わるところ）の火の不足に起因することもあります。万が一、腎気が虚乏すると固摂不能になり尿失禁や遺尿を起こしたり、腎の気化が及ばないと尿閉または尿不利を起こします。膀胱の虚寒症（体が冷えている人）を治療するには腎陽を補うことにより病気を根本的に治療します。

○小便不利

陰虚則小便難

陰が虚する（無いこと）と尿が出にくいのです。

小便難者　出不快也　経曰、　陽入陰分　則膀胱熱而小便難、惟陰分虚而陽熱乗之

尿が出にくいというのは排尿してもすっきりしないということです。経典では「陽が陰に入

ると膀胱に熱が生じて排尿が困難になる」と述べていますが、これは陰がなくなるにつれて、陽の熱が侵入することを言います。

○尿不通

閉癃、合而言之、一病也。分而言之、有暴久之殊。蓋閉者暴病、為尿點滴不出。俗呼小便不通是也。癃者之病、為尿澁淋瀝、點滴而出、一日数十次或百次、名為淋病是也。

閉と癃は合わせて言うと一つの病気ですが、分けて言うと急性と慢性の違いがあります。閉というのは急性の病で、尿がぽたぽた滴り円滑に出ない状態です。一般の尿不通はこれにあたります。癃というのは慢性の病で、やはり尿がぽたぽた滴り円滑に出ず、一日に数十回または百余回も排尿に行くのは淋病といいます。

夫熱則不通、冷則不禁、其熱盛者、小便閉而絶無、其熱微者、小便難而僅有

そもそも熱が出ると尿が出ず、冷えると排尿をがまんできず、高熱だと尿が塞がって一滴も出ません。熱が少々ある状態では尿が出にくく、どうにか出る状態です。

○尿不禁

遺尿者、尿出不自知覚也

遺尿とは尿が出ることがわからないことです。

膀胱不約為遺尿

膀胱の機能が弱って尿失禁や遺尿が起こる状態になっていることです。

下焦虚寒、不能温制水液、則便尿欲出而不禁

下焦には腎、大腸、小腸、膀胱等が属しています。下焦の主要機能は腎、大腸、小腸、膀胱の機能と密接につながっています。したがって下焦が丈夫でなく冷えているため、水液を温かくしないと尿が出ようとするのを堪えられないのです。「経典」では「下の元気が弱くなると遺尿が来る」と言っていますが、下が虚するというのは膀胱と遺尿の状態が良くないことを言います。中国の後漢の医者、張仲景は「下焦が乾くと遺尿を起こし尿を流すようになるが、これは気が虚して自ら抑えられないからである」と言いました。

○赤白濁

小便出赤濁或白濁、其状遊面如油、光彩不定、遊脚澄下、凝如膏糊、或如米泔、或如粉糊、或如赤膿、皆是濕熱内傷也。

尿の色が赤みもしくは白みがかっていて、それが表面に油のように漂ってちらちらして止まって沈み、糊のように、あるいは研ぎ水、米粉、赤い膿のようなものが塊になる場合、これはすべて湿気による湿熱によってできた内部損傷によるものです。

内経曰、水液混濁、皆属於熱、便濁之證、因脾胃之濕熱下流、滲入膀胱、故使溲便或白或赤而混

濁不清也。

中国の医書「内経」では「水液が混濁したのはすべて熱に属する」と言われています。尿が濁った病症は脾・胃の湿熱が下に下りていき膀胱に入ったからです。それゆえ、尿の色がぼうっとかすんだり赤く濁ったりします。

4.5 一中韓医院における治療法

一中韓医院では韓方治療として膀胱炎を菌の感染の問題だけとして見ているのではなく、膀胱と関連した内部器官の機能損傷や機能低下、体の免疫力の問題として診て治療します。その機能を強化し免疫力を回復することにフォーカスをあてて治療するのです。ただし、長い間の研究と治療の事例に基づいて患者個々人の状態と膀胱疾患の特性を考慮して、個々人に合わせた最適な韓方薬を処方し、針、灸、吸角をあてるなどの補助治療を並行することによりその効果を画期的に引き上げています。

いろいろな病院で治療を受けても効果が思わしくなく、数年以上、長くは10年以上も膀胱炎で苦しんできた患者が、まず私に問うことは「私のように難治性膀胱炎で苦しんでいる者でも本当に治りますか」ということです。それに対して私は「少しだけの努力でも十分治りますよ」と答えています。

慢性膀胱炎や間質性膀胱炎などの難治性膀胱疾患で主に使っている縮尿湯は、腎臓と膀胱の機能を補う六味地黄湯をもとにして排尿の機能を改善する覆盆子（フクボンシ／イチゴ）、五味子（ゴミシ）と天然の抗生剤ともいえる金銀花（キンギンカ／スイカズラ）、蒲公英（タンポポ）、竜葵（リュウキ／イヌホオズキ）、土茯苓（トボクリョン）、馬歯見（バシケン／スベリヒユ）等二十余種類の薬剤を加えた一中韓医院だけの膀胱炎治療処方です。このような縮尿湯を基本として患者別状態と症状に合わせて処方をするのが一中韓医院の特徴であり、数多くの膀胱炎の患者を治療してきた土台となっています。

縮尿湯の主要薬剤は次のとおりです。

1. 金銀花（キンギンカ／スイカズラ）
2. 蒲公英（タンポポ）
3. 竜葵（リュウキ／イヌホオズキ）
4. 土茯苓（トボクリョン）
5. 馬歯見（バシケン／スベリヒユ）
6. 地膚子（ジフシ／ホウギギの実）

間質性膀胱炎の治療効果を立証した論文

○論文概要

主著者としての私の論文「間質性膀胱炎患者25例に対する臨床的考察」が大韓韓方内科学会誌（2012年6月号）に掲載されました。

間質性膀胱炎に対する西洋医学の治療は、行動療法、薬物治療、膀胱内の薬物注入療法、手術等多様な治療が試みられていて、研究によると痛みに対する水圧拡張術で効果が持続する期間は4ヶ月あまりとみられています。また、多様な臨床経過を踏んでいますが、ほとんど好転と悪化が繰り返されています。したがって、治療の目標が完治ではなくて症状の軽減で、患者に対する適切な指導も必須で、長期的に患者を見守るというのが実態です。

私はこの論文を通して間質性膀胱炎に対する治療が完治を目標にすることが可能であることを伝えたかったのです。このため、間質性膀胱炎と診断され入院した患者25人を対象にして、縮尿湯を中心に処方し、針、灸、蜂薬鍼などを並行した結果、患者全員から大変有意義な治療効果を確認することができました。患者は全員女性で、平均年齢は約53・3歳です。間質性膀胱炎で苦しんできた期間は平均5年9ヶ月です。

○特徴

間質性膀胱炎は原因不明の慢性非特異性膀胱炎で膀胱壁深層の繊維化によって膀胱が硬くなり膀胱の容積が減少するのが特徴で、これによる頻尿、急迫尿、膀胱充満時に下腹部痛が現れます。

○原因

原因は明確ではありませんが、排尿筋と膀胱粘膜の肥満細胞の異常な兆候、膀胱粘膜のグリコサミノグリカン層の異常、ウイルスあるいは毒性物質による細胞膜の異常、排尿時に排出される毒性物質、感染症とか神経学的な過敏反応によって起こる膀胱、脊椎機能の異常、自己免疫異常など非常に多様で原因を特定しにくいのが現状です。

○発症年齢・発病率

間質性膀胱炎の90％は女性であり、発症年齢は平均40歳と報告されています。ヨーロッパでは18人／10万人、日本では3～4人／10万人、アメリカは2・6人／10万人ほどです。また、韓国健康保険によると2007年1月から2011年12月まで薬局及び韓方を除いてN301（間質性膀胱炎）と診断された患者数は約12000～16000人（平均13976人）、発病率は2～3人／10万人と推定されています。

○治療

現在間質性膀胱炎の治療は、行動療法、薬物治療、膀胱内の薬物注入療法、レーザー治療など多様な治療が試みられていますが、ほとんどが好転と悪化を繰り返しながら症状が悪化していくのが特徴です。西洋医学的な治療の目標は完治ではなく症状の改善です。しかし韓方治療は繊維化した膀胱組織を弾力のある正常組織に回復させるという根本的な治療を行います。

○研究

間質性膀胱炎の韓方医学的研究においては、韓方薬と電針を利用し痛みや頻尿減少などに対しての効果がありました。また間質性膀胱炎に関する動物実験では、六味地黄湯加味方を投与して炎症関連のサイトカインの顕著な減少と炎症組織が正常な水準に回復したという報告があります。しかし、臨床事例が1～4例と少なく、まだ臨床的、実験的研究は活発に行われていないのが実状です。

これに対し、一中韓医院では難治性間質性膀胱炎患者25人に対する治療結果を論文で発表したように、間質性膀胱炎の治療可能性を立証することができました。

治療の効果は間質性膀胱炎症状指数（ＩＣＳＩ、最高20点）と問題指数（ＩＣＰＩ、最高16点）を利用し治療前と治療後を判定しました。症状の改善程度は治療期間が長く、患者の年齢が若いほど大きいことがわかりました。研究対象となった25人の患者全員が治療後、症状が大きく好転しました。点数別に分けた場合、治療後、日常生活に不便がないほど症状が改善した患者は（合計点数36点満点中）10点以下が36％（9人）、11～20点が52％（13人）、20点以上は12％（3人）でした。これは治療前の症状の点数と比べた場合、有意義な数値で、全員が治療後、10点以上の点数差が出るほど症状が改善しました。20点以上の点数差が出た例も40％（10人）に達したのです。

今回の研究で患者に使われた縮尿湯は一中韓医院の特別な処方で、腎臓と膀胱の機能を補う六味地黄湯に二十余種類の薬剤を加味したものです。六味地黄湯は各種慢性泌尿器疾患の治療処方で広く用いられており、腹腔の大食細胞（マクロファージ、免疫を担当する細胞）を活性化するなど免疫増強効果が報告されています。

縮尿湯（縮尿除痛湯）は六味地黄湯の他にも熱を下げて解毒する効能があり、天然抗生剤ともいえる金銀花（キンギンカ／スイカズラ）、蒲公英（タンポポ）、竜葵（リュウキ／イヌホオズキ）、土茯苓（トボクリョン）、馬歯見（バシケン／スベリヒユ）などの薬剤を加えて、排尿機能を改善し、繊維化した膀胱組織を弾力のある膀胱組織に回復させる目的で処方します。韓方処方の他にも補助的療法に針、灸、蜂薬鍼などを並行して行います。

縮尿湯（縮尿除痛湯）は、膀胱炎の中でも抗生剤が効かず、特には治療方法がなく、1時間に10回以上トイレに行くなど、深刻な痛みで不眠症や鬱《うつ》病で自殺衝動にかられるほどの間質性膀胱炎の治療に優れた効果を立証した韓方薬です。

もちろん韓方薬の他に鍼、灸の並行治療を行うとより早く好転が期待できます。

さらに縮尿湯は過活動膀胱の頻尿、残尿感のひどい症状にも優れた効果がみられ、今まで治療を受けた患者によって臨床結果が立証されています。

つまり、縮尿湯は急性・慢性膀胱炎治療に効果があり、しかも膀胱炎はもちろん泌尿器生殖器の全般の機能まで回復させ、免疫力の向上、再発防止にも優れた効果が期待できます。

○考察

2012年に発表した論文では、単純に症状改善の目的だけではなくて韓方治療によって間質性膀胱炎を治すことができるという有意義な結果が得られました。これに基づいて難治性膀胱炎に対する韓方医学的治療方法を提示し、治療率を高められる弁証体系を構築しようと努力し、徐々によい結果を得ることができました。膀胱炎で長い間苦しんで自暴自棄になった多くの患者が元気になった姿を見るにつけ韓方医師としてやり甲斐を感じます。

完治可能な難治性膀胱炎

間質性膀胱炎は代表的な難治性膀胱炎の一つです。論文でも明らかなように、治療を受けたすべての患者は症状がとてもよくなり、36％は日常生活で不便のないほどになりました。さらに私が論文を発表したのは2012年ですが、それ以降も継続して治療の質的量的向上に力を入れてきた結果、ほとんどの患者は完治と言ってもよいほどの治療結果を得ています。膀胱の筋肉深層の繊維化が進んだ間質性膀胱炎に対する治療結果も同じく非常によい状況です。すなわち、このような膀胱の疾患は難治性とよばれていますが、私に言わせていただければ、これまでの難治性疾患は十分完治可能な疾患なのです。

難治性膀胱疾患が完治した患者の治療事例だけではなく患者からの感謝のメッセージを次に紹介するのは、これ以上我慢したり耐えたりする疾患ではなくて、十分改善可能な疾患であることを知ってほしいからです。この本を読んで、慢性膀胱炎、間質性膀胱炎、過活動膀胱で苦しんでいる人に勇気を持って積極的に治療を受けることにより苦痛の日々から解き放たれてほしいのです。

4.6 難治性膀胱疾患から解放された患者の物語（治療事例）

恥ずかしい思いをしながら20年一人で長患いし、苦労した。　51歳・女性

当院で慢性膀胱炎の治療を受けた51歳の女性患者は初診の時、自分の症状に関して話すのを嫌がっていました。しかし、時間を取って彼女が話すまで待っていると、ついに自分の話しにくかった部分を一つずつ話し始めました。初めて膀胱炎にかかって病院に行ったとき、医師から「膀胱炎は性関係と関連はあるが性病とは異なる疾病であるから恥ずかしいことではない」という話を聞いたそうです。しかしそんな話を聞いても、まるで自分が大きな罪を犯しているように思えて恥ずかしかったそうです。このような固定観念があったため、ご主人だけではなく親しい親戚にも話せないまま20年間一人で悩み苦しんできたそうです。

隠そうとすると、内緒で治療を受けるのが難しく、再発するたびにますますつらくなる症状で心身ともにすさんでいったそうです。結局、患者の頻尿が深刻であると思った大学生の娘が、その母親を連れて当院にやってきました。多いときには一時間に3回もトイレに行ったり、夜も頻尿で熟睡することができず不眠症状でもありました。手足の冷症がひどく、夜熟睡できないため、

日中も頭が重くて疲れ苦しんでいました。多少の過労や、ひどく疲れると間違いなく排尿痛とともに膀胱炎が再発し、いつも残尿感がありました。

　膀胱と腎臓の機能を補い、炎症をなくす抗炎剤が入っている縮尿湯を処方し鍼治療を並行しました。２週間が経って娘から連絡が入り、母親が疲れも感じないし頻尿症状も非常によくなったと報告がありました。根気よく２ヶ月間治療を受け、韓方薬を服用した結果さらに体が軽くなったそうです。その間、引越の予定があり忙しく疲れたそうですが、以前ならすぐ再発

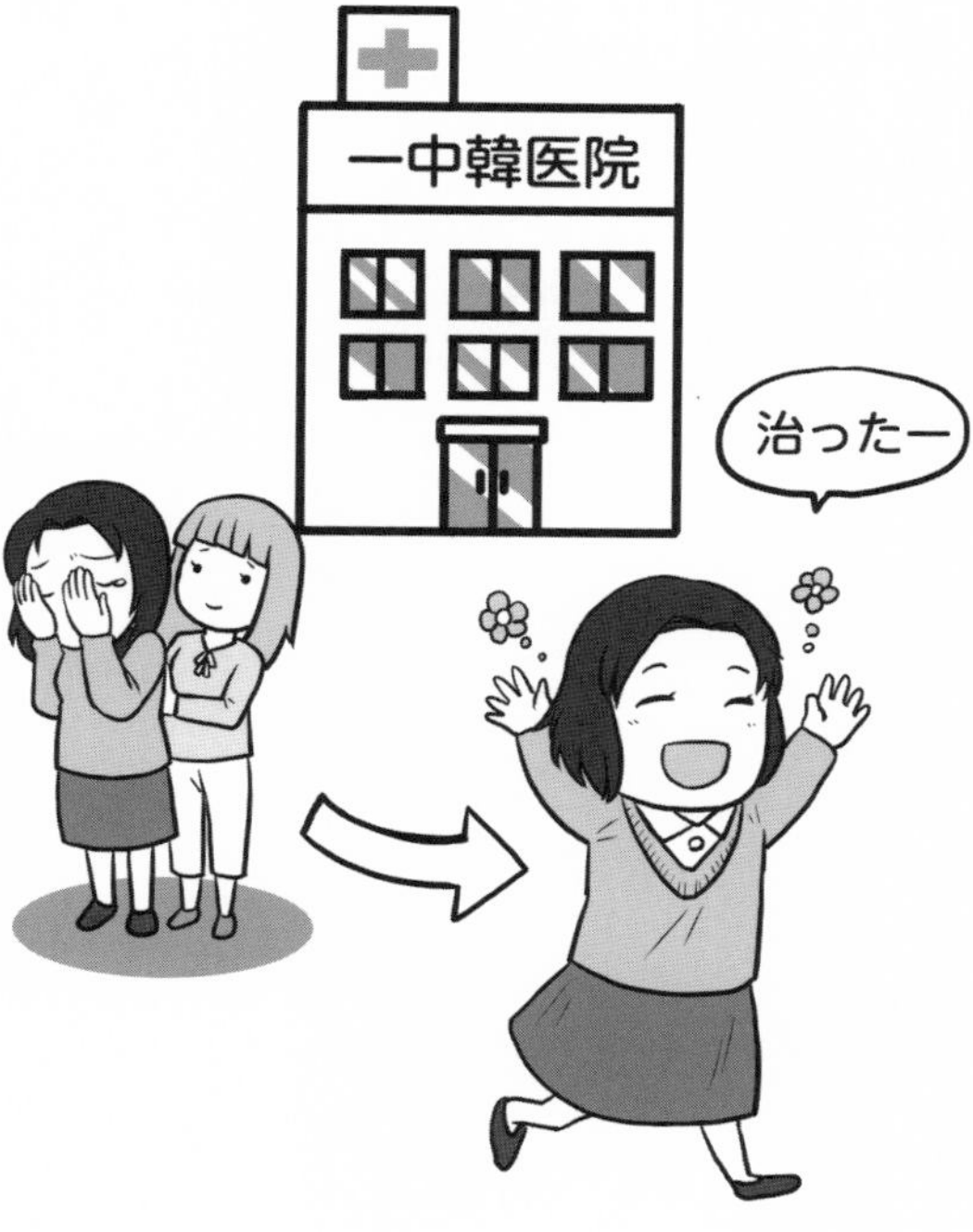

していた膀胱炎の症状が現れず驚いたそうです。このように膀胱炎に対する根本的な治療をすることにより、再発もせず元気になった姿を確認でき治療を終了しました。

間質性膀胱炎のために鬱《うつ》病を発症し、かなり苦しんでいました。42歳・女性

42歳の主婦で出版社に勤めている女性患者がはじめて診療室に来たときは、顔色が真っ青でとても疲れているように見えました。鬱《うつ》病症状で神経精神科にも6ヶ月以上通っていました。

幼い時の夢が童話作家だった患者は2年前働きながら出版した童話で新人文学賞を取り登壇し、会社でも仕事の実力が認められ昇進しましたが幸せではありませんでした。

40歳を超えての登壇だったのでもっと一生懸命創作活動をしなければならないという思いはあるのですが、実際には文章が書けないだけでなく、集中力の低下で習作ノートを読むのさえ困難でした。問題は職場でも同様の症状が現れることで、常に新しい企画の仕事や会議、また作家管理もしなければならないのですが、どうもにも精神集中ができませんでした。

むりやり勤務をこなし帰宅すると、ベッドに潜り込み、まったく起きられない状態でした。中学生と高校生の二人の子供の母親でもありましたが、彼らの世話をすることもできませんでした。夫が帰ってきてもベッドに入ったまま食事をしない時もありました。

いつも明るくて肯定的で活発だった患者が鬱《うつ》病にかかったのは間質性膀胱炎によるものでした。出産後初めて膀胱炎の症状があったときは、病院から処方された薬を飲むとすぐ症状がよくなり

ましたが、1年に1度再発していた膀胱炎が1年2度、またその次の年は3度に増えて、何年か前からは4～6回ほど再発するようになりました。症状が始まるとお腹が切れるような痛みも苦痛だったのですが、1時間に10回もトイレを行き来し、夜はトイレのことで熟睡もできず疲れが溜まっていきました。このような膀胱炎症状が1年中続いていました。

症状がないときも不安で焦ったり、少しだけ尿意があっても膀胱炎の症状のように思えて怖かったそうです。こんなことを繰り返していた患者にとってはすべてが絶望的でつらく憂鬱《ゆううつ》でした。結局私と縁があって当院で治療することになり、治療を開始してから1ヶ月くらい経ったとき、症状に変化があるにもかかわらず、患者は「まだわからない」と言って治療には熱心ではなかったのです。

ある日、治療に来た患者に「私の判断では間違いなく症状にある程度の変化や好転の兆しが見えているが、あなたはそれを認めようとしないですね。そのような姿勢で治療を受けていると効果が出るのが遅くなり、何よりあなたが一番苦しいと思います。変化を感じたら治るという希望を持ってください。あなたよりひどかった患者も治って元気になった人はたくさんいます。鬱《うつ》病の原因は膀胱炎からなので、原因を治療すれば鬱《うつ》病の治療も受けることができるのではないでしょうか」とアドバイスしました。

その後患者は少しずつ症状が緩和していく反応を見せ、3ヶ月経つと笑顔を取り戻して治るという希望を持つようになりました。健康が回復して治療を終了しようとしたら患者はこう言いました。「院長のお話がいい刺激になりました。あまりにも長期間の再発の繰り返しで、症状がなくてもこれは治ってない、またすぐ症状が現れるだろうと信頼しようとしなかったのです。時間が経っても症状が再発しないので、ようやく信じることができ自然と昔の自分に戻れました。職場でも家でもみんな喜んでくれています。ただ、まだ治療が終わっていつまた症状がでるか少し心配な思いはあります。その時はまた院長に治療してもらえばいいかと……」

膀胱炎が治ったら前より活力があふれて若くなった気がします。 36歳・女性

膀胱炎を治療すると治り、また再発を繰り返しながら10年が経ちました。症状が現れて治療を受けて治ったと思える頃、夫と性交をすると急に症状がひどくなり、ノイローゼにかかったそうです。こういうことを繰り返したため、夫との性交を避け始めてしまい、夫婦喧嘩になるほどだったそうです。

このままでは家庭不和になると心配した患者は新しい検査や治療法はないかと、治療を受ける考えで希望をもって大学病院を回ったが、処方は今まで服用してきた抗生剤が主で、効果はしばらくの間だけで、また再発を繰り返しました。何よりつらかったのは大学病院でも治療ができない難治病だということで不安が押し寄せ、治療に対する不信感すら覚えていたことです。

こうした悩みを聞いた友人が、患者に自分が治療した韓方医院である当院を紹介したのです。

友人が治ったということから信頼もでき、なにより手術なしで2週間ほど韓方薬の服用だけで症状がよくなったという話を聞いて私のところにやってきたのです。

患者は「インターネットで検索して院長に関するすべての（メディアの）記事を読んでみました。何より治療が難しい膀胱炎を治療した患者の率直な手記には心を動かされました。間質性膀胱炎臨床的考察という論文も学会でも認められていて信頼できました」と言いました。3ヶ月後完全に治って治療を終了しましたが、その後患者の不安感はなくならず、はじめの数ヶ月の間は少し調子が良くないだけでも私のところにやってきては「再発ではないでしょうか。また薬を飲んだほうがいいですか」と、長く苦労した膀胱炎のトラウマ（外傷性神経症）から逃れられないでいました。しかし1年ほど経つと「この頃どうですか」という私の質問に顔を赤くして「最近恥かきっ子ができるんじゃないかと思うほどです。膀胱炎が治るだけではなく、体も何となく活力が出てきて若返った感じです」と恥ずかしがっていました。

4.7 治療後の患者の声

私が治療した患者の多くはまた当院にやって来たり、感謝の言葉を書いてくれたり、手紙を送ってくれたり、ホームページに直接治療後記を書いてくれます。このような患者の貴重な治療後記は私にとっても医者としてのやりがいを感じさせてくれる原動力となっています。しかし私への慰労や激励というよりは、未だ治療をためらっていたり、同じような症状で長い間病んでいる方に対する、より大きな助言となるでしょう。

長く病んだ患者が完治後に書いてくれただけに、その方の経験、率直な話を通して共感できる部分も多く、今まで知らなかった情報や内容がわかることもあるでしょう。泌尿器科、大学病院など病院を渡り歩いてあらゆる治療を受けたが、まだ間質性膀胱炎、慢性膀胱炎、過活動膀胱などで苦しんでいる方には大きな勇気を与えることにもなるでしょう。慢性膀胱炎はやむを得ず抗生剤しか答えがないとか、過活動膀胱は敏感に感じるのが問題だと自責したり、間質性膀胱炎は治療法のない病などという甚だしい誤解を捨て、希望を持つきっかけになることを望み、患者の後記を紹介します。

「30年病んできた膀胱炎の治療にあたって」

私は膀胱炎になって30年経った56歳の主婦です。今はお医者さんの処方がないと抗生剤は服用できませんが、当時は薬屋さんで薬を調剤してもらい服用すると症状がよくなったものでした。ところが3年前から左側脇腹と腹部の痛みが激しく、針で刺されるような感じと残尿感、悪寒（寒気）と発汗があり膀胱炎の症状がさらにひどくなりました。この症状が現れたら何もできず、おとなしく寝ているしかありませんでした。病院では注射療法と抗生剤治療を受けましたが、抗生剤の耐性ができてしまい、薬を服用しても治療の効果はありませんでした。

3日に一度病院へ行って尿検査、血液検査をするのですが、白血球の数値は上がり、炎症はひどくなるばかりで何も効果が見えないため、総合病院での診療と菌培養検査を受けてみるしかないと言われました。

悩みに悩んでインターネットで検索し、一中韓医院を見つけ行ってみました。孫院長と相談してからすぐ治療を始めました。高周波治療、鍼と附缸《ふこう》（吸い玉をあてること）、そしてよもぎなどの薬草を沸騰させその蒸気を浴びる座熏治療を受けるとまるで嘘のように治療の初めの日から左の脇腹の痛みと腹部の痛みがなくなりました。いつも脇腹の痛みがひどくて感覚もなかったのですが、痛くないのがあまりに珍しくて適応できないほどでした。

3ヶ月経った今はほとんど治りましたが、再発が怖くて根治したいと思い、薬をもう少し服用して治療をしたいと思っています。ストレスもなく、体にも無理がなく、治療を続ければ多くの膀胱炎患者によい結果が出ると思います。

途中諦めずに院長を信じて治療を受けたのが秘訣ではないかと思います。

院長と看護師に感謝します。

「膀胱炎は思うだけでうんざりですが、治る希望が持てました」

少し疲れても、性交しても下痢をしたり、生理後とかの排尿時に便器の水が弾けるのを感じただけでもすぐに再発するので、いつも用心を重ねていました。

出産後15年以上、多いときには1年に10回以上は泌尿器科に行きました。行った病院だけでも大学病院、総合病院、町の泌尿器科など。その後はあまり頻繁に受診するため恥ずかしくなり病院を変えたりもしました。薬屋さんで薬を買うのも心苦しかったのです。何だか私が何か間違いをして、こんなに頻繁に発病しているように見えると思い、わざと遠くの薬屋さんまで行って薬を買ったりもしました。

それでも性格は強く楽天的だったので、「またかかっちゃったね」と思いながら大したことでもないように消化剤でも飲んでいるように薬を飲んだのです。またこの病は気を遣うとさらに激しくなるようで、もしかしたらこの病によって鬱《うつ》病にでもなるといけないと思い、わざわざ違うことを考えるようにしながら耐えました。

しかし40代後半になってから再発する頻度が多くなり、抗生剤を飲んでも効果がある期間がだんだん短くなるので怖くなってきました。そうこうするうち慢性疾患患者になったらどうしよう。ここ一中韓医院に来る前までは1ヶ月も病院で処方された薬を飲んでいましたが、薬をやめると1週間も経たないうちにすぐ再発して、気が狂いそうな思いでした。人との付き合いが好きで、いろいろなことに対して好奇心も強く、情熱もあって生活が幸せで楽しく暮らしてきたのですが、どこかへ行って苦しい事情などを詳細に訴えることもできないし……。そろそろ心細くなってきていました。

そしてインターネットで検索して一中韓医院を見つけましたが半信半疑でした。もともとインターネットの病院情報は誇大広告が多いという話を聞いていたので、初めは調べようともしなかったのです。ところがホームページを見ているうちに信頼が湧き、これ以上薬には頼れない状態だったので「一応行ってみよう」という思いで治療を受けることにしました。処方してもらった薬を1週間飲んで、鍼治療と附缸と高周波治療を1回受けただけで、いつも頭が重くて気分がすっきりしない状態でしたが不快な下腹部の痛みが弱くなり、排尿もさっぱりする感じがしました。また目で見ても尿が濁ることがたびたびありましたが、目立たなくなり安心しました。そして、韓方医院まで家から車で1時間以上かかるにもかかわらず、また鍼を刺される時に少し痛いのですが、楽しく治療することができました。

しかし、あまりにも長い間病んだ症状なので、まだ心配が完全になくなったわけではありません。1ヶ月分の薬を飲み2ヶ月目になりますが、このような病院があることだけでもとても気持ちが楽です。特に食べ物の注意事項にはとても助けられました。正直辛い食べ物がよくないことは知りませんでした。真面目に薬を飲んで今は本当によくなったので鍼治療はしていませんが、また状態が悪くなったらいつでも治療ができるところがあるということに感謝するばかりです。膀胱炎で長く苦しんだ方にはぜひ一度治療を受けられることをおすすめします。西洋医学の薬とは違う効果を得られると信じています。

「ひどい痛みと血尿から解放されました」

私は58歳の男性です。２０１１年1月に排尿が堪えにくく、たまに血尿も出たので、個人病院の泌尿器科に行きました。治療していると同年6月に膀胱炎の疑いがあると言われて、紹介状を持って乙支大学病院で膀胱組織検査をしたところ、間質性膀胱炎だったので、血尿は追跡観察を要すると言われ入院治療をしました。

治療投薬しながら２０１２年7月にまた痛みと血尿が出て、上渓洞にある総合病院に移って受診した結果、症状不明の尿道狭窄症と診断されました。入院して内視鏡で尿道切開術という施術の治療をしたのですが痛みと血尿については変化がなくて、偶然インターネットで一中韓医院を知り、受診してみることにしました。

はじめは騙されたと思って韓方薬で治療してみようと思いました。診察を受け、薬も処方してもらい一生懸命飲んだ結果、30分に1回の排尿が日が経つにつれ回数が減り痛みも減りました。

しかし薬代が高ことから、韓方薬はどれも同じであろうと思い、近くの韓方医院で安い価格で処方してもらい2ヶ月服用したのですが、痛みが再発して再び一中韓医院に行くことにしました。

現在は血尿もなく、ひどかった痛みも感じられず、再発を防ぐためにもう少し治療を続けます。昼夜に排尿に苦痛のある方には積極的に一中韓医院をおすすめしようと思います。適当な運動を並行しながら治療を受けたらさらに効果が出ると思います。

院長に感謝します。

「排尿との戦いは終わりました」

一中韓医院の治療によって病が改善したので、本当に感謝の気持ちでこれを書かせていただきます。

私は羅州に住んでいる40代半ばの女性です。20代から店を開いて忙しく働いていたので、排尿を堪える習慣ができました。

頻尿になると薬局で薬を購入して服用しました。そうすると治りました。ひどいときは婦人科の診察を受けました。治療後はすぐ治りました。しかし、こういった状況を繰り返していると大変不便だと思い、少しでも若い時に手術を受けるといいと言う総合病院婦人科の医師の話を聞いて、子宮手術と尿失禁手術を同時に受けました。縄跳びとか走ったりしたときに尿が漏れて不便だったのです。手術の結果はよかったのですが、奇しくも排尿したくてトイレに行くとよく出ない現象が繰り返し起こりました。排尿してもその量は50ccほどで、下腹部を両手で強く押して力を入れて排尿しました。力を入れて排尿すると肛門が一緒に拡がり、いつも大便と尿が一緒に出てきました。肛門を痛めて、手術した病院から近くの泌尿器科を勧められて1年間薬を服用したのですがまったく良くならなかったのです。

薬を飲みながら一日に排尿を15回から20回ほどしていましたし、就寝中も3回は起きてトイレに行っていました。本当に排尿との戦いでした。

結局、違う病院に行ってみたいと思い、光州にある大学病院の泌尿器科であらゆる検査をして医師の特別診療まで受けました。

膀胱炎内視鏡の検査も受け、結局過活動膀胱と診断されました。しかし、薬を1年3ヶ月ほど飲んでも症状は好転しませんでした。毎日排尿日誌に記録しました。怖くてボロボロ泣きました。1日に13回以上トイレに出入りしても、尿の量は100ccを超えませんでした。いつも残尿感がありトイレに行っても30分以内にまたトイレに行きたくなりました。そこで食べ物も調節してみました。

飲み物も水、果物、茶をそれまでの1/3に減らしました。トイレに頻繁に行くのがとてもいやでした。それでもトイレに行く回数は相変わらず同じで、尿の量だけ減りました。量は40～70ccほどで子供の排尿量にもならないほどでした。これではいけないと思い、知り合いの紹介で光州で一番有名な韓方病院に行って医師の特別診療を受けました。診断では、膀胱に力がなくて子宮が冷たくて尿を堪えにくく、下腹部に力が入らなくて気が弱いと言われ、灸、鍼、韓方薬を約1年並行したのですが効果はありませんでした。そして、結局家から近いところで診てもらいたいと近くの韓方病院に6ヶ月通いました。依然としてよくならずこのまま一生生きなければならないのかと思うと絶望的でした。違う病院にも2～3か所行ってみましたが変わりませんでした。

事毎に憂鬱《ゆううつ》で不安なためしばらく安定剤も服用しましたが、効果は同じでした。本当に膀胱のことでは大変でした。周りの情報で体に良いというものは食べてないものがないくらい試し、有名な病院にもすべて行ってみましたが効果はなく、運動もためにはならず、自然から取った薬草を6ヶ月間食べてみても効果はありませんでした。膀胱に良いといわれるものは数えきれないほどたくさん食べてみました。この病は本当に簡単ではないことを実感しました。

排尿を我慢すると全く尿が出ず、運転してる途中でもガソリンスタンドを見ると用を足しました。新しいところに行くとまずトイレの場所を確認しました。人と一緒にいるとさらに不安になり親しい人との会合にも行けませんでした。自家用車や汽車以外の他の交通手段は全く利用できませんでした。バスでの移動は想像したこともありません。本当に大事なお客さんに会うときには、必死に我慢するのですが、その次の日はトイレに行く回数が倍になり30回も行ったことがあります。

これは経験がない人にはわからないつらい苦しみです。排尿を我慢してゴム風船のように膨らんだ膀胱はめったに収縮せず数日間私を苦しめました。毎日が苦痛の連続でした。そうしたある日、インターネットで膀胱について検索し、一中韓医院を知りました。治療後記を読んで膀胱炎治療の名医がいることがわかりました。半信半疑でしたが、次の日KTXに乗ってソウルに行きました。今回で最後という気持ちで治らなかったら諦めようと思っていました。一中韓医院で孫先生といろいろと話をしたら、腹まで痛くなる間質性膀胱炎ではなく、過活動膀胱でそれは間質性膀胱炎より治療は難しいが薬を6ヶ月服用したら完全ではないが80％以上は改善でき、一日の排尿は10回以内に減らすことができるだろうと言われ、私の心は落ち着きました。

最後の薬だと思いながら一応1ヶ月分の薬をもらいました。服用してみると排尿の回数は同じでしたが尿の量は50ccほど増えました。尿の色もだんだん黄色くなりました。院長はこれだけでもよくなる前触れだと言いました。就寝中に3～4回も起きていたのですが2回ほどに減り、薬を服用して4ヶ月目にはっきりした差を感じることができました。夜6時間の睡眠では1回も目覚めることなく熟睡することができ、一日の排尿の回数も12回ほどまでに減りました。服用してから5ヶ月目になると目立つほどよくなりました。子供が冬休みになり早く起きても、私自身は起きることなく、驚いたことに8時間一度も目覚めずに寝たのです。気分がよくて水分の量と果物の量を少し増やしました。

水をたくさん飲んだらやはり睡眠中に一度は目覚めましたが、尿の量が増えて気持ちよかったのです。私がこんなに長くおしっこをするなんて……。ハッとして目が覚めました。しばらくの間笑いました。そして昨日気軽に6ヶ月分の薬を頼みました。一中韓医院の孫先生は患者の私よりももっと喜んでくれました。単純に排尿の回数だけ減っているのではなくて排尿の量は増えているし、下腹部に力を入れるとお尻がしまるような感じがするほど膀胱に力が出て元気になりました。私が幼い時に両親も膀胱が悪くて、父は前立腺肥大症を病んで、母は毎日とうもろこしの毛を水に沸かして飲んでいました。両親も亡くなる前に一中韓医院を知っていたらよかったのに。そして薬でも飲ませてあげられていたらという悔いが残ります。

私が明るく元気に生きられるように助

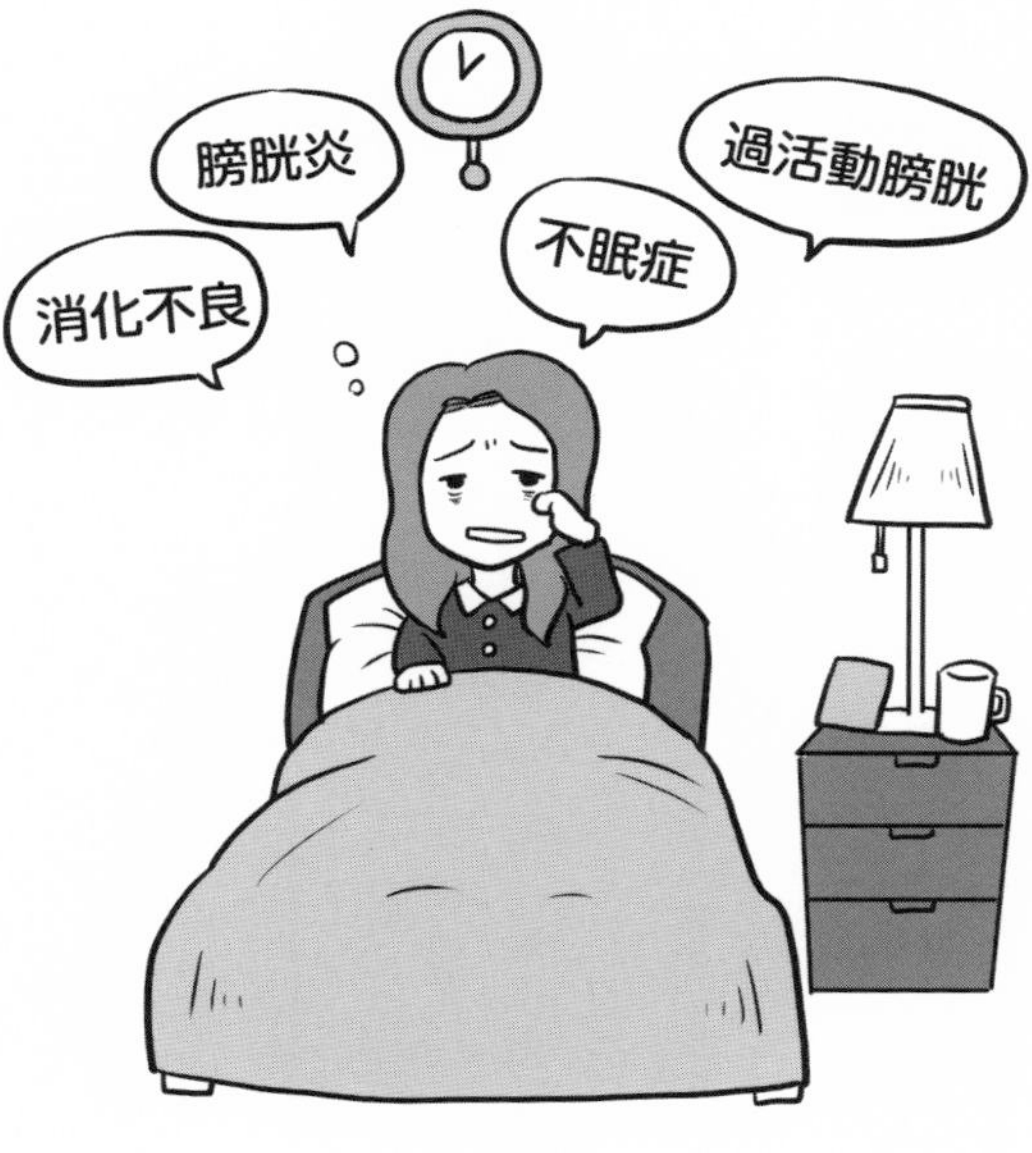

けてくれた一中韓医院の孫先生、本当にありがとうございます。難治病と言われて一生治らない病だと思ってたのに。膀胱のために苦労している人も早く治ってほしいです。ありがとうございます。

「また生きられる。長い病魔からやっと脱出することができて感謝いたします」

何より私が長く苦しめられた病の治療のためにがんばって下さった一中韓医院の孫基正院長と看護師さんに感謝します。10年前に急性膀胱炎で始まった病が、抗生剤治療にもかかわらず繰り返しの再発で慢性に変わり、慢性膀胱炎と診断されました。近所の内科病院から始まって婦人科まで、行かない所がないほどで、その都度処方されたのは抗生剤だけでした。もちろん病院から処方していただいた抗生剤で一時的には良くなりましたが、繰り返し再発するので根本的な原因を知るために、村の病院ではなく大きな総合病院で診てもらいたくて紹介状を書いてもらいました。

そこでソウルの大きな総合病院に行って本格的に検査と治療を受けましたが、それでも膀胱炎は治ることなく再発し、処方されて服用した薬は耐性ができて効かなくなるとその度に違う種類の抗生剤を処方されました。しかし、抗生剤の他には治療の方法がないと言われました。

そうして始めた治療ですが、大病院なので予約をしないと診察してもらえず、予約したところでその時膀胱炎が再発するものでもないし、時々再発してはそのたび救急外来に行ったわけです。

長い病魔によりいつも不安で、仕事も集中できませんでした。生活の質は落ちるし、そのうち鬱《うつ》病症状まで現れました。

そうしたある日こういう生活ではダメだと思い、インターネットで資料を集め始めました。

ついに目に付く情報を見つけました。一中韓医院、孫基正院長の20年以上にわたる慢性膀胱炎診療内容と患者の治療後記でした。あれこれ読み進めるうちに、私の病も治りそうな希望が持てました。

すぐ医院に予約して治療を始めました。医院で薬と鍼、附缸《ふこう》、低周波治療、坐熏まで行い、生活習慣の注意事項を言われました。そして、治療を始めてから1ヶ月経ち、今はほぼ2ヶ月になりますが膀胱炎は再発していません。もう膀胱炎はうんざりです。長い病魔から脱出したと思いました。

私がこのように後記を書いているのは、私が多くの人達の治療後記を読んで治療を受ける勇気がもてたので、特に一般的な西洋薬ではなくて韓方薬で膀胱炎の治療ができるということを、私のように苦労している方にぜひ勇気を出して一中韓医院で治療してもらうことをおすすめしたくて書いたのです。

最後に、鍼の治療のときにあちこち痛いところを確認して治療し、また治療に行くといつも笑顔で迎えてくれる看護師の方にも感謝します。

「15年も苦しんできた過活動膀胱が治りました」

こんにちは。私は高校3年生と高校1年生の子供のいる大田に住んでいる44歳の主婦です。子供を二人出産してから頻尿によって日常生活がつらい日々でした。出かけたり、長距離の旅行ではいつも緊張せざるをえなくて、トイレの場所を確認する習慣が自分でも知らぬまに身に付いていました。バスや地下鉄を利用することはさらにストレスでした。夜は尿意で何度も目が覚めて熟睡できませんでした。はじめは病とは思わなかったので治療することを考えもしませんでした。

しかし年を重ねるにつれて尿意の症状がひどくなり、思い切って大学病院に行きました。検査の結果、過活動膀胱であることがわかりました。薬を処方してもらって飲み始めたところ、排尿の回数が目立って減りとてもよかったのです。

ところが問題は薬の副作用による便秘がひどく、医師からは便秘の副作用のことは前もって言われていましたが、あまりにもつらくてトイレに行くのが怖くなるほどでした。むしろ尿意によってトイレに頻繁に行く方がまだよかったと思うほどで、薬は飲まなくなりました。治療する前のように排尿をたびたびすることになりましたが、便秘による苦痛はなくなり楽でした。

それから5年経った時、縄跳びや走ると尿が少し下着から漏れ出ました。さらには排尿するとまたトイレに行きたくなる残尿感と、排尿を少し我慢するとたまに下腹部が重く痛みました。時が経つにつれトイレから出るとまたトイレに行きたくなり、相当なストレスでした。そして、どうすれば病を治せるのか悩んで、インターネットで過活動膀胱について調べてみました。

いろんな事例を読んでいく中で一中韓医院のことを知りました。ホームページで各種の治療事例と孫基正博士の治療法を見て、信頼できそうだったので一度診察してもらおうという気持ちで予約し一中韓医院を訪問しました。

尿検査をしてから、孫先生に膀胱炎のため膀胱がかなり悪い状態であると言われ、尿失禁もあり治療しながら経過を見るが、恐らく3ヶ月から6ヶ月ほど薬を飲みながら治療したほうがいいと言われました。治療すると良くなるという希望的な話もしてくれました。正直なところ治療後記を読むと2ヶ月から3ヶ月薬を飲んで良くなった方が多くて自分もそうだろうと思っていたので、自分はかなり時間がかかるんだなと思いながら、1ヶ月分の薬を処方されて服用し始めました。一日3回食後に忘れずに飲みました。コーヒーは利尿作用があるため治療の弊害になるので飲まないように言われました。韓方薬を服用してから2週間ほど経ったころ自分でも気が付かないうちにトイレに行く回数が減っていることがわかりました。正直、信じられませんでした。良くなったと思うとすごく気持ちがよかったのです。服用してから2ヶ月目になる今はトイレに行きたいという思いはせずに楽に生活することができています。周りの人からも「本当にトイレに行かないね」と言われるほどよくなりました。夜寝床に入る前にトイレに行くと朝起きるまで一度も目覚めず熟睡できます。この瞬間私は15年以上苦しんできた尿意との戦いは終わったと思いました。普通の人のように平凡で元気な生活がいかに大事なのかを改めて感じています。予想より早く治り、先生と看護師の方に感謝いたします。

「再手術をしなくて幸いでした」

今年73歳の私の母が間質性膀胱炎と診断されて、大学病院で診療してもらいだんだん薬が強くなっていきましたが治療効果はよくなくて、手術（膀胱拡張術）をすることになりました。1年間はよかったようですが時間が経つにつれ痛くなり始め、ある時救急外来に担ぎ込まれました。また病院に行くともう一度手術を勧められました。家族は心配して家族会議をした結果、手術よりは韓方薬を飲んでみようという結論になりました。

膀胱にコブとかそんなものがあるわけでもないのにすごく痛いし、頻繁に尿意をもよおして日常生活がとても不便だったので、見ている家族はつらかったのです。病院では手術をしてもこの病は治すのは難しいと言われたので手術を留保し韓方薬を飲み始めました。

過去にTVで母と症状が似ている患者が韓方薬を飲んでよくなったという話を思い出したこともあり、手術をしても完治の見込みは薄いのに、果たして韓方薬で治癒が可能かと疑ったのですが飲み始めました。

そこで2週間ほど経ってから、鎮痛剤を飲まずに我慢して1ヶ月、2ヶ月後には痛いところがなくなりました。現在はすごくいい状態です。まだ排尿の回数は目立つほど減っていませんが以前に比べたらひどくありませんし、痛みもなくなり日常生活にはほとんど不便はありません。当時再手術しなくてよかったと思っています。治療してくださった孫基正院長に改めて感謝いたします。

「どこに行っても尿意に対する不安はなくなり、自信が出ました」

小学校の時から身体的な問題のせいか頻尿で、何をしてもすべてそのことが気になっていました。結婚して子供を産んでからは体が弱くなり、閉経してその苦しみは絶頂に達しました。長距離の外出やマーケットに行くときにも、家を出発する前に排尿したにもかかわらず10分くらい経つと急迫尿になり、使えるトイレがどこにあるか探し回っていました。大変不便で大きな悩みとなったため、思い切って泌尿器科に行くことにしました。

あれこれ検査して6ヶ月ほど薬を飲みました。なんの変化も見えず諦める寸前に、長女がインターネット検索で「これを見て！」と。院長は大田大学校の教授であり、前立腺、膀胱炎を25年も研究してきた方だから信頼して行ってみようと言われましたが、はじめは半信半疑でした。最初の何ヶ月かは特に効果がないと思っていましたが、時間が経つにつれてよくなっていることを切実に感じました。もうどこに行っても不安はなく自信も出てきました。夜は一度も目を覚ますことなく、昼間も家にいるときは2時間に一度くらいトイレに行きますが大変満足しています。

院長、ありがとうございます。

「もっと早く一中韓医院に出会っていれば」

私は58歳の主婦です。30年前に発病した慢性膀胱炎で苦労しました。ひどい痛み、再発がだんだん頻繁になり、大学病院の泌尿器科で尿道手術までしました。2年くらいは好転していたのですが、また再発して、1年に2～3回は症状が現れるので抗生剤を月20日くらい服用していました。さらに大学病院に入院して内視鏡検査を受けました。検査の結果は排尿に関する炎症のほかには変わった症状はないと言われたのですが、疲れないように体調を管理しないと一生抗生剤を飲むことになるとお医者さんから叱責されました。しかし無理をしなくても痛みが激しくなったため、他の方法を探すことにしました。

そこで一中韓医院を紹介されて診察を受けることにしました。治療と薬を服用して10日ほど経った頃、体の変化を感じ始めました。下腹部がけだるく重い膀胱炎の前兆症状が現れた時、これまではそれが痛みにつながっていたのですが、少し休むと正常に戻るなど、以前とは確実に違う様相を見せ始めました。

半信半疑で韓方医院に行った私ですが、治療は一生懸命受けました。その結果、2ヶ月間一度も症状は現れず、抗生剤も飲まなくなりました。

私を数十年間も苦しめた慢性膀胱炎は、ひどい痛みの他にちょっとした疲れやストレスでもすぐに再発するので、少しの外出でも薬をいつも携帯するほど心理的な不安が強かったのです。現在は家事や外出、旅行にも心がおだやかで、不安なく日常生活ができ新しい生活を楽しんでいます。本当に短いうちにこんなに変化が出るとは思わなかったので驚いています。

慢性膀胱炎で苦労をしている方には抗生剤で一時的な治療だけでなく、根気よく一中韓医院の治療を受けることをおすすめしたいです。

Part 5

膀胱疾患は
再発を防ぎ管理することができる

5.1 膀胱炎の時に避けるべき食べ物・よい食べ物

膀胱炎は細菌が尿道を経由して膀胱内に浸透して起こり、排尿障害や排尿時に痛みなどの症状があります。問題は急性膀胱炎をきちんと治療しないまま慢性膀胱炎につながると再発を繰り返し、治療も難しくなります。したがって膀胱炎で苦しむ患者ならきちんとした治療とともに、日常生活における管理がとても重要になります。膀胱炎の患者によい食べ物と避けるべき食べ物は何でしょうか。また、腎臓にもよい食べ物は何があるのでしょうか。

膀胱炎患者が避けるべき食べ物

○酒

酒は火の気運で上部の方に熱を発生させて炎症を悪化させるので、避けたほうがよいでしょう。

○カフェイン飲料と炭酸飲料（コーヒー、緑茶、コーラ、サイダー等）

カフェインが入ったコーヒーや緑茶などの飲料は、カフェインの利尿作用により尿意をしばしばもよおします。2012年米国泌尿器科学会（AUA）誌の論文によると、ネズミに過量のカフェインを投与したところ、投与する前より尿量は増えていないが排尿の回数は60％増加しました。したがって利尿作用を活発にする緑茶、コーヒー、炭酸飲料などの摂取はできるだけ避けるのがよいでしょう。

○水分の多い果物や果物ジュース（オレンジ、梨、リンゴ等）

○その他、塩辛いものや刺激的な食べ物

膀胱炎患者が避けるべき食べ物

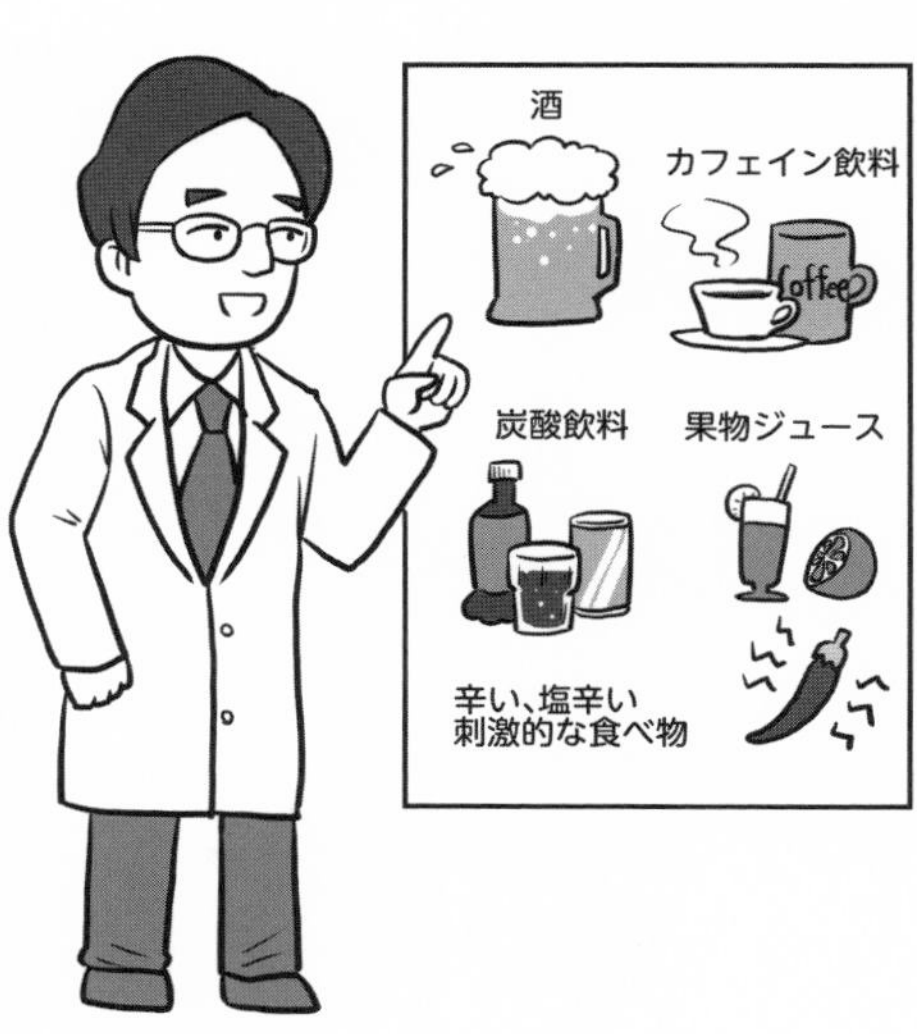

膀胱炎患者によい食べ物

○ハトムギ

ハトムギは「本草綱目」によると〝陽明経絡に作用する〟ものです。尿を円滑に排出して湿邪を除去する利水滲湿、脾臓を丈夫にして下痢を止める健脾止瀉、熱を冷まして膿を排出させる清熱排膿等の効能があります。

尿の円滑な排出の他に関節が腫れて痛いときにも使えます。性質は多少体を冷やしますが脾臓を傷害することなく栄養が豊富なため、体が弱い老人や児童にはよい薬用の食べ物です。

○蓮根

蓮根は消炎、鎮痛作用があり膀胱炎による痛みに効果があります。また、気力を回復するのによい食べ物です。特に止血作用と解熱により血行障害をなくし、吐血を止めるので出血と痛みに苦しむ膀胱炎患者においてはしばしば摂取することが望ましいものです。

○クランベリー

クランベリーは膀胱炎によいと広く知られています。クランベリーにはプロアントシアニジンという成分が含まれており、女性の尿道が大腸菌に侵されないような働きをします。このような効能のために欧米では昔からクランベリーは薬剤としてよく使われてきました。

○熟したカボチャ

熟したカボチャはビタミンAなどの栄養素が豊富で暑さで疲れている女性の気力を強めて、体内に溜まった老廃物を排出させる役割をします。また、免疫力の回復と細胞の再生を助け、膀胱の機能を整える働きをします。

○ネギの根

ネギの根の味は辛いのですが性質は温かいもので、体内に溜まった毒を解かし、心臓と胃腸の機能を強化して抗菌作用に優れた効能を見せます。また、体を温めるので冷え症の患者に適しています。

○昆布

昆布は体内の毒素と老廃物を排出し、便秘を予防し、細胞の老化を防ぐ役割をします。また、利尿作用を補完し疝気（下腹部や陰部の痛み）を治める効能があります。

○野菜と果物

野菜と旬の果物にはビタミン、無機質、食物繊維などの栄養素が豊富で免疫力を高めるのに役立ちます。

5.2 膀胱炎予防及び生活の中で守るべきこと

・外陰部を清潔に保ちましょう。
・排便後に肛門を拭くときは、前の方から後ろの方へと拭きましょう。
・性交後すぐ排尿することも予防となります。
・尿意を長時間我慢するのは止めましょう。
・適量の水分摂取は膀胱炎の予防に役立ちます。
・膀胱炎を患っている人は、酒、コーヒー、コーラ、サイダー等の飲み物及び水分の多い果物は控えましょう。
・水泳のような水の中での運動は体を冷やす恐れがあり、膀胱炎を悪化させるので注意しましょう。

ほとんどの膀胱炎は細菌が尿道を経由して膀胱に侵入し発生するので、なるべく体を清潔にし免疫力を高めることが予防に役立ちます。一番よい方法は膀胱炎にかからないことですが、膀胱炎にかかっても慌てずに初期のうちに抗生剤治療を受けるようにしましょう。急性膀胱炎は抗生剤だけでもきれいに治療ができるので心配しなくても大丈夫です。しかし、膀胱炎が慢性膀胱炎に発展すると再発を繰り返し、治療が難しくなるので、できるだけ先に述べた食習慣と生活規則を守りましょう。

万が一、不可避に慢性膀胱炎、間質性膀胱炎、過活動膀胱などと診断されても、苦しみを忍ぼうとせずに、それに合った治療法を探さなければいけません。このような難治性膀胱疾患は簡単に治らず長期間続くので、人の生活や精神まで害してしまうことがあります。

一中韓医院の完治事例や後記、研究論文を読むことで、膀胱疾患は本人の努力と一中韓医院の韓方治療で十分に改善できますので勇気を出して相談してください。そして、また健康な生活を取り戻すことを希望しています。

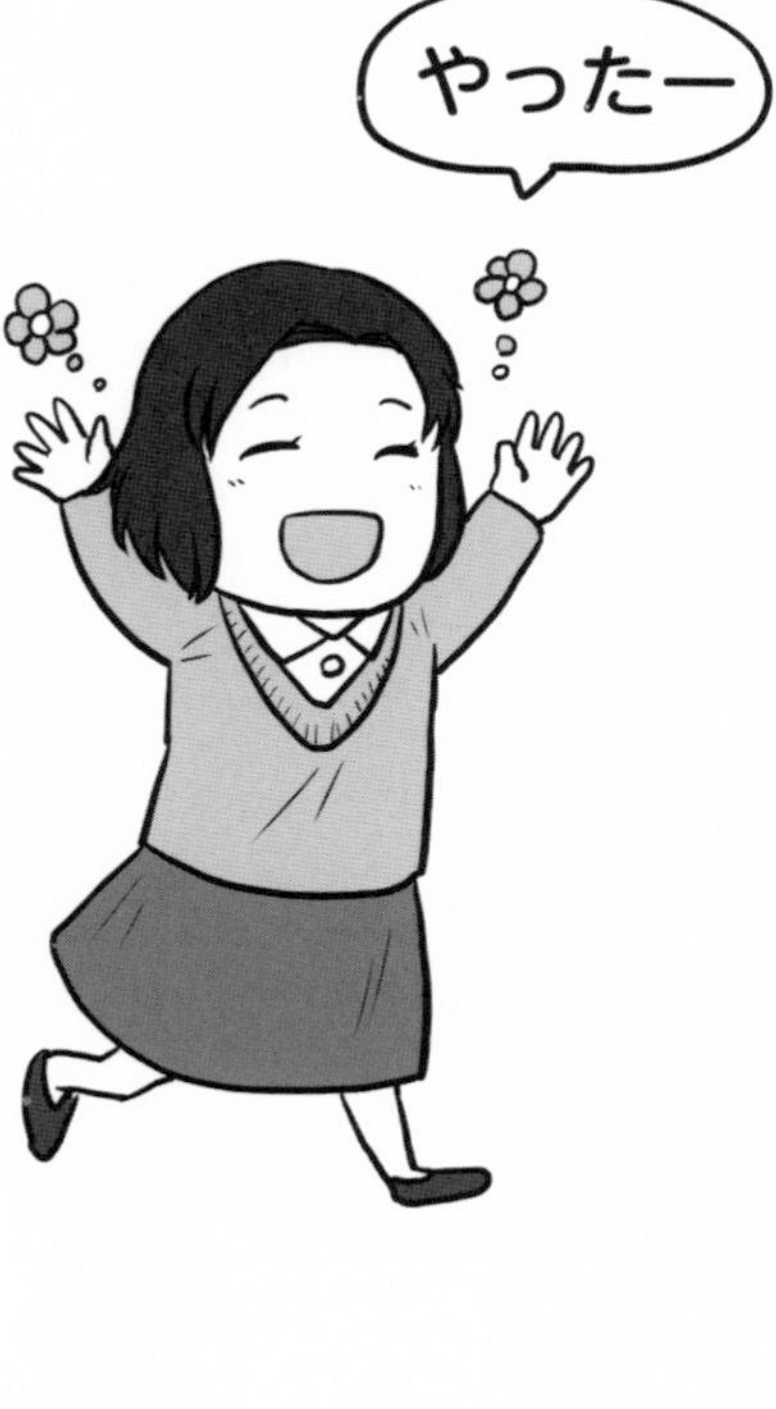
やったー

〈著者略歴〉
孫基正　（ソン キジョン）
韓医学博士、大韓韓方内科学会正会員
大田大学校　韓医科大学卒業（６年）
大田大学校　韓医科大学修士（２年）
大田大学校　韓医科大学博士（３年）
大田大学校　韓医科大学兼任教授歴任
1992年　一中韓医院開院、現在　院長
著書に『慢性前立腺炎―完治できる！』『難治性膀胱炎―韓方で完治』
（いずれも韓国にて出版）

一中韓医院
http://www.iljoong.net
Star Class Bldg 2F, 957-11 Dogok-dong, Gangnam-gu, Seoul,
Republic of Korea

慢性膀胱炎《まんせいぼうこうえん》――韓方《かんぽう》医学で治す

2020年7月9日　　初版発行

著　　者　孫基正（ソン キジョン）
発行・発売　創英社／三省堂書店
〒101-0051　東京都千代田区神田神保町1-1　三省堂書店ビル8F
Tel：03-3291-2295　Fax：03-3292-7687
印刷／製本　日本印刷株式会社

ISBN　978-4-86659-121-6　　C0047